HEALTH PROMOTION
IN THE 100-YEAR LIFE

人生
100年時代の
ヘルスプロモーションの
すすめ

【監修】
池田正春

【編著】
池田正春・太田雅規・佐藤裕司・道下竜馬

梓書院

人生100年時代のヘルスプロモーションのすすめ

監修　池田正春
編著　池田正春・太田雅規・佐藤裕司・道下竜馬

梓書院

序　章

我が国では織田信長の時代から人生が短いことの喩えとしての意味もあり「人間50年（＝人生50年）」と言われる時代が４００年余続きました。但し日本人の平均寿命が50歳を超えたのは１９４７年（昭和22年）以降のことであり、それまでは平均寿命は50歳にも満たない短命な状況でした。その後医療環境の充実、公衆衛生の発展、国民の健康意識の向上、食生活の変化など様々な要因により、我が国の平均寿命は延び続け、僅か約半世紀の間に日本人の平均寿命は約30年も延びました。２０２２年には男の平均寿命は81・05歳、女の平均寿命は87・09歳となり、この１００年余で倍近く長生きになっています。また２０２３年現在、１００歳以上の生存者は男女合わせて９万２０００人余りであり、ある意味では既に人生１００年時代に入っているともいえるでしょう。

長寿は永年、人類の夢であり、早世（premature death）をなくし、長生きすることが長年の願望でした。しかし長寿社会が現実のものになると、医療や介護の問題、老後の年金・生活資金などの経済的不安に加え、身体機能の衰えに不安を感じるなど長寿化の負の側面が話題にされがちで長寿をむしろ厄災とみなすような風潮がみられるようになりました。

一方、長寿化によりライフサイクルが大きく変化しているにも関わらず、人々は未だに人生50年時代の生き方をしており、ライフサイクルが長寿時代にそぐわなくなって来ているのが現状です。

このような中、グラットン、スコット両教授の著書「LIFE SHIFT（ライフ・シフト）—100年時代の人生戦略」が登場しました。その著書のなかで彼らは、人生100年時代には、これまでとは異なる新しい人生設計が必要であると述べ、現在の「教育→仕事→引退」という3ステージの人生に別れを告げ、「新しいステージ」=「マルチステージの人生」へと移行し、「長寿という贈り物」を授かった人生100年時代を積極的に豊かに生きる人生設計にすべきであると提言しました。

「マルチステージ」ではさまざまなステージを個人個人が選び、起業したり、学び直したり、副業、ボランティアなどを体験し、人生の中で複数のキャリアを持ち、ときに自分探しの期間なども設けながら、自分の生きていく道を辿っていくというものです。

新しいステージが誕生した場合、これらを維持し発展していくに当たって欠かせないものとして「無形資産」（「見えない資産」）、その中でも「活力資産」が重要であると述べています。長寿化時代においては、活力資産としての「健康」は価値を増す一方であり、合わせて明晰で健康な脳を保持することは大きな意味を持つと考えられます。

ここで私達は無形資産の中でも長寿をもたらし、長寿化の恩恵を与えてくれる「健康」について考えてみることにしました。従来臨床医学分野では「健康」の最優先課題はもっぱら「病気の治療」が主でしたが、1986年健康づくり（ヘルスプロモーション）に関するオタワ宣言が提唱され、「人々が自らの健康とその決定要因をコントロールし、改善することができるようにするプロセス」と定義され、積極的な「ヘルスプロモーション（健康づくり）」推進による疾患の減少、体力づくりが実践されるようになってきました。私たちのライフスタイル如何によっては健康を損なうことがあることが明らかになり、また従来ライフスタイルを修正する責任はもっぱら個人に求められていましたが、ヘルスプロモーション活動では個人レベルで対処することに加えて社会的支援も重視されるようになりました。人口の４人に１人が65歳以上という高齢社会にあって、疾病の予防や高齢になっても能動的な生活が送れることを目指したライフスタイル改善指導を中心とする健康づくり施策が、コミュニティーや職場で実施されています。

本書では健康づくりの実際について、エコチル世代、乳幼児・学童期、壮年期、高齢期の４つのライフステージについて、ライフコースに従い、運動、栄養等のライフスタイルの面から考えてみました。

（1）エコチルとは初めて耳にされる方も多いと思いますが「Ecology & Children」に由来する言葉で、エコチル時代は赤ちゃんがお母さんのお腹の中にいるときから13歳になるまでの期間で子育て世代を指す言葉です。この期間、定期的に健康状態を調査して子どもの成長や病気との関係を調べるものですが、エコチル調査は、環境省による国家プロジェクトの調査研究として実施されています。「将来の健康や特定の病気へのかかりやすさは、胎児期や生後早期の環境の影響を強く受けて決定される」という考えから周産期の健康問題として注目されています。

（2）学童期から思春期にかけては子どもから大人へ移行する過渡期でもあり、心身の発達が最も顕著な時期であり、栄養、運動の面からも大切な時期です。学童期以降は体力・運動能力が最も発達し、運動実施の効果も大きくなる時期でもあります。

（3）壮年期の働く世代についてはメタボリックシンドロームの克服が課題となっており、運動、栄養の両面からの努力が必要です。またメンタルヘルスが問題となっておりウェルビーングの実現に向けての健康づくりが課題です。また働く女性が当たり前の社会になりつつある現状を踏まえ、勤労女性の健康づくりについても考えてみる必要があります。

（4）高齢者にとって、「健康」であることは長寿化時代において特に貴重であり、明晰で健康な脳を保つことも大きな意味があります。脳機能・認知機能については脳トレーニング、頭脳エクササイズもその有用性が注目されています。認知能力とともに高齢者の日常生活活動に大きく関与する運動器関連の機能についてもサルコペニア、ロコモティブシンドローム、フレイルなども重要な課題です。

本書では健康・体力の面から4つのライフステージに分けて健康づくりについて考察しました。ただ「マルチステージ」の時代になると、各人各様の働き方となるため、またライフイベントも順序が各人まちまちで異なってくるため、ライフステージをどの順番で経験するかという選択肢も多様になります。その結果、従来の常識とは異なり、年齢とライフステージが一致しないことが多くあります。私たちの身体能力は年齢とともに推移していきますので、年齢を考慮に入れたライフコースを配慮した対応が必要となります。

運動や栄養がどのようなメカニズムで健康に影響しているのかについて考えることも大切です。シドニー大学教授のフォンタナは著書『科学的エビデンスにもとづく100歳まで健康に生きるための25のメソッド』の中で科学的根拠追求の必要性について次のように述べています。健康行動や健康要因がどのようなメカニズムで健康に対して影響を及ぼしているかを追求し、そのメカニズムを理解することができれば、確かな情報に基づいた健康増進実践法の選択ができるようになると述べています。そこで最近注目を浴びている「エピジェネティックス」に関する話題と、運動や栄養の分野で従来から、注目されている「酸化ストレス」の話題を取り上げました。

活力のある100歳を目指したこれからの健康づくりへの取り組みとして興味ある内外の話題を最後に取り上げました。一つはアメリカ心臓協会の「生活エッセンシャル8」という健康づくりの取り組みです。心血管の健康については病気の治療のみに焦点が当てられていましたが、2010年「心血管の健康増進と疾患の減少のための国家目標」をかかげ積極的な健康維持・増進へ新たな舵を切るという方針を立てこのパラダイムシフトを促進するため「心血管の健康」を定義し、それに基づいて「心血管の健康」をスコア化し健康づくりの効果を評価しました。「心血管の健康」を維持する目標として4項目の健康行動の追求と3項目の健康要因の計7項目を遵守することを提唱し、「心血管の健康」スコアを作成、チェックリストにより評価し、10年後に心血管のヘルスプロモーションと疾患予防の効果の分析評価の結果が公表されました。その結果、「心血管の健康」のスコアの高い人は脳梗塞や心筋梗塞などの心血管イベントのリスクが著しく低いという結果が出ました。また「心血管の健康」のスコアの高い人では、心血管疾患以外の疾患のリスクが低いことも明らかになりました。認知機能と生活の質も高くなり、健康寿命が延びることも明らかになりました。加えて寿命が延びたにもかかわらず医療費が削減されるなど、多くのプラスの成果が得られました。

上記のような「生活シンプル7項目」の結果を得て項目の一部を改定し、「睡眠」の1項目を加えた「生活エッセンシャル8」の健康維持・増進活動が2024年から新たに発足することになり、その成果が大いに期待されます。

一方我が国では2000年より「健康日本21」として「一次予防の重視」、「健康寿命の延伸と健康格差の縮小」などを目標とした取り組みが行われ、一定の成果をあげていますが2024年より新たな「健康日本21（第三次）」事業が実施されます。

以上健康づくりが活力資産としての力を十分発揮して人生100年時代の生活を豊かにしてくれることを期待したいところです。

2024（令和6）年4月

池田　正春

＊目次

第Ⅲ章　ライフステージから見た人生100年時代の健康づくり
ウェルビーイングを保つ秘訣　33

第Ⅰ章

人生１００年時代と健康

第1節　長寿時代の到来

我が国では昔から人生が短いことのたとえとして「人生50年」と言われてきましたが、日本人の平均寿命が50歳を超えたのは第2次世界大戦後の１９４７（昭和22）年であり、その時の平均寿命は男性が50・06年、女性が53・96年でした。その後栄養事情の改善もあり、１９８４年に女性の平均寿命が80歳を超えました。厚生省はその年の厚生白書で「『人生80年時代』が到来しつつある。人生が80年という広がりをもってきただけでなく、結婚、出産、育児、退職といったライフサイクルが大きく変わってきている。また、生活の意識や行動の面でも、人生80年型ともいうべきライフスタイルが定着しつつある。」と述べており、長寿者が増えたことを「高齢者の増加に伴い寝たきりや独り暮らしの期間が長期にわたる老人も増えていると多少の不安は持ったものの、寿命が延びたということは、人生をより豊かにするための条件が広がったと解したい。」と長寿社会になりつつあることを好ましいこととして前向きに捉えています。

その後も我が国の平均寿命は延び続け、２０２２年には男性の平均寿命は81・05年、女性の平均寿命は87・09年となっており、新型コロナウイルス感染症（COVID-19）の影響で2年引き続いて平均寿命は前年をやや下まわったものの、長寿社会が持続していることには変わりありません。

また国立社会保障・人口問題研究所の統計によれば２０５０年には日本の１００歳以上の人口は、46万人（全人口の２００人に１人）になる見込みであると推計しています。[1]

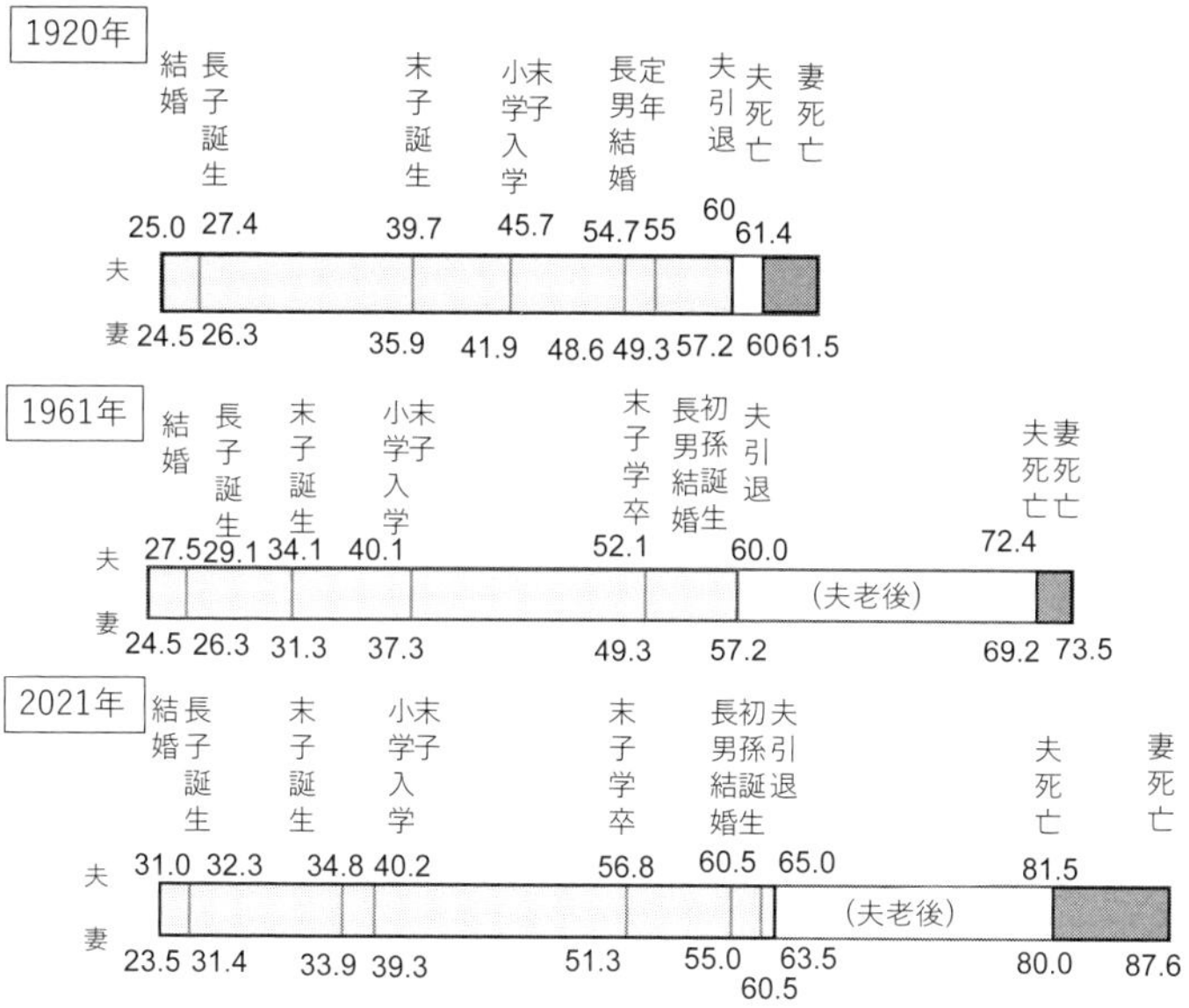

図1-1　この100年に見る平均的なライフサイクルの移り変わり

1920年、1961年は厚生労働省大臣官房統計情報部が「人口動態統計」等をもとに作成、2021年は公益保険文化センターの資料（エッセイ）を参考に作成。
（https://www.jili.or.jp/kuraho/essay/2023/9199.html）

このような背景の中、数年前より「人生１００年時代」という言葉が大きく取り上げられるようになりましたが、これはグラットンとスコット両教授による「ライフシフト」という本が出版されたことがきっかけになっています。[2] 彼らによると世界で長寿化が急激に進み、先進国では２００７年生まれの２人に１人が１００歳を超えて生きることが予測されることから「人生１００年時代」が到来するといったことに由来しています。１００歳以上の高齢者数の推移を見ますと、２０２３年現在、男女合わせて９万２０００人近くあり、ある意味では既に人生１００年時代に入っているともいえます。

このように平均寿命が延びて、高年齢になってからの期間が長くなり、個人の人生設計の中でも長い人生をどう過ごすかということが重要な課題になってきました。

長寿は永年、人類が望んできたことであり、早世(premature death)をなくし、長生きすることが長年の願望でもありました。しかし長寿社会が現実のものになると、身体的な機能が衰え、医療や介護の問題や老後の年金、生活資金などの経済的不安など長寿化の負の側面が話題にされがちで、かつて我が国で「人生80年時代」がやってきた折に歓迎されたときと異なり、高齢化を厄災とみなすような風潮がでてきたことは否めません。

第2節　ライフサイクルの移り変わり

家族のライフサイクルの移り変わりを見てみます

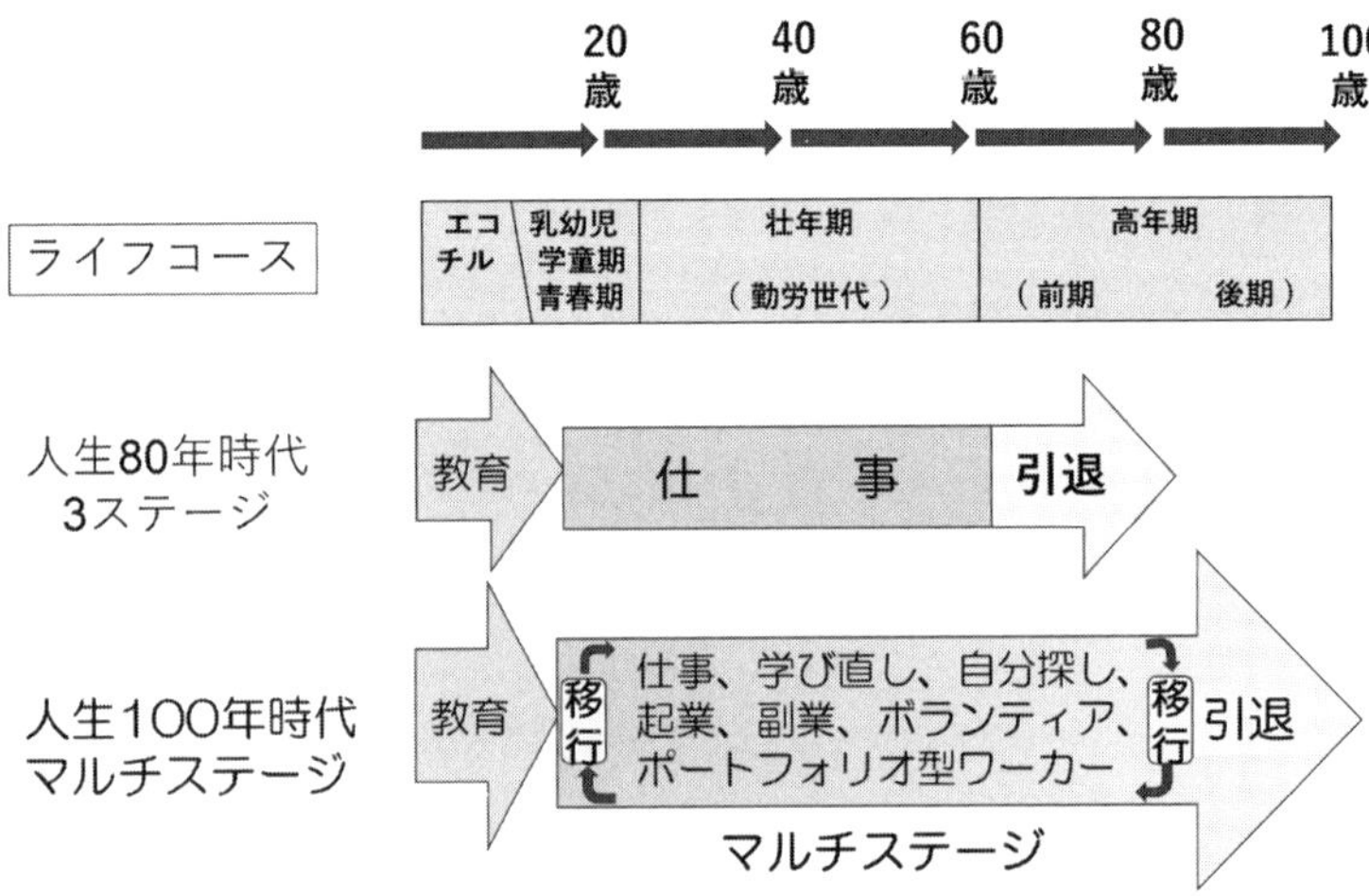

図1-2　3ステージ仕事ライフサイクルからマルチステージへの移行
マルチステージについては政府広報オンライン参照一部改変

と、時代が経過するにつれ、男性では寿命の延びとともに、働く期間が長くなってきており、引退後の老後の期間も延びているのが分かります。

図1‐1に見るように約100年前（1920年）には男性は、退職後1年程度で人生を終えるのに対して、約100年近く経過した2021年になると、男性では約16年近くも引退期間を過ごすことになります。このように男性では仕事の期間が長くなり、退職後の期間も延びてきています。一方、女性についても、出産・子育ての時期と期間に変化が見られ、男女ともにライフサイクルに明らかに変化が見られるようになってきています。[2]

第3節　3ステージの人生

人生80年時代のライフサイクルでは、「20年学び、30～40年働き、10～20年老後」という「教育・仕事・引退」の3段階（3ステージ）の人生が一般的でした。

従来は定年を延長することにより、働く期間の延長の問題は解決できました。しかしこれ以上平均寿命が延びていくと、40年間も単一な職場で同じような仕事を続けるということになり、体力的にも限界があるうえ、スキルの面、仕事の効率の面でも、問題が出て来ることになります。加えて、生活資金の面でも、長寿になるに従い老後の生活資金を確保する必要が出てきます。そのためには若い時代より貯蓄して老後に備えるか、働く年数を増やさないかぎり、十分な老後の資金を確保することがきわめて難しいことになります。つまり、寿命が延びれば、70代、さらには80代まで働くことが当たり前となっていき、人生が長くなれば、働く年数も長くならざるを得ないということになります。このように3ステージ（教育・仕事・引退モデル）の仕事人生を長く引き延ばすだけでは、限界がありょす。ここでライフコースの見直しが必要となりますが、これまでとは異なる新しい人生設計が必要になってくることになります（図1-2）。

そこで3ステージの人生を前提にした働き方から、新しいステージへの転換を提案したのがグラットンとスコット両教授による「ライフシフト」の提案です。[3]

第4節　3ステージ型人生からマルチステージの時代へ

世界全体を見渡しても、平均寿命は年々延び続けています。世界各国が長寿化していけば、今までは当たり前だった社会通念や価値観は変わっていき、より多様で新しいライフスタイルの社会が誕生していくことになります。

3ステージの人生を前提にした働き方から、仕事のステージの長期化に伴い、ステージの移行を数多く経験する「マルチステージ」という新しい人生の設計が提案されました。[4]

マルチステージの時代になると、各人各様の働き方を見い出し、またライフイベントも順序がそれぞれ違ってくるようになり、より多くのステージを経験することになります。またマルチステージの人生では、ライフステージをどの順番で経験するかという選択肢も多様になります。その結果、年齢とステージが一致しないことが増えていきます。また仕事のステージも長期化するためステージの移行を数多く経験することになります。マルチステージでは、必要に応じて何度も学び直し、職業を変えたり、さまざまな経験をしたりしてエイジフリーの多様な人生を送ることになります。この点、私たちの身体能力は年齢により推移していきます（図1-3）ので、ライフコースを配慮した対応が必要となります。

グラットン教授らは「マルチステージという新しいステージは単に机上で考えたものではなく、現に身の回りでおきていることから導き出されたものである。」と述べています。

マルチステージの人生では人々はいくつかのステージを経験することになります。

1．まず、第1段階は身軽に探検と旅を続け自分の将来の針路を幅広く探る「エクスプローラー（探検者）」のステージです。

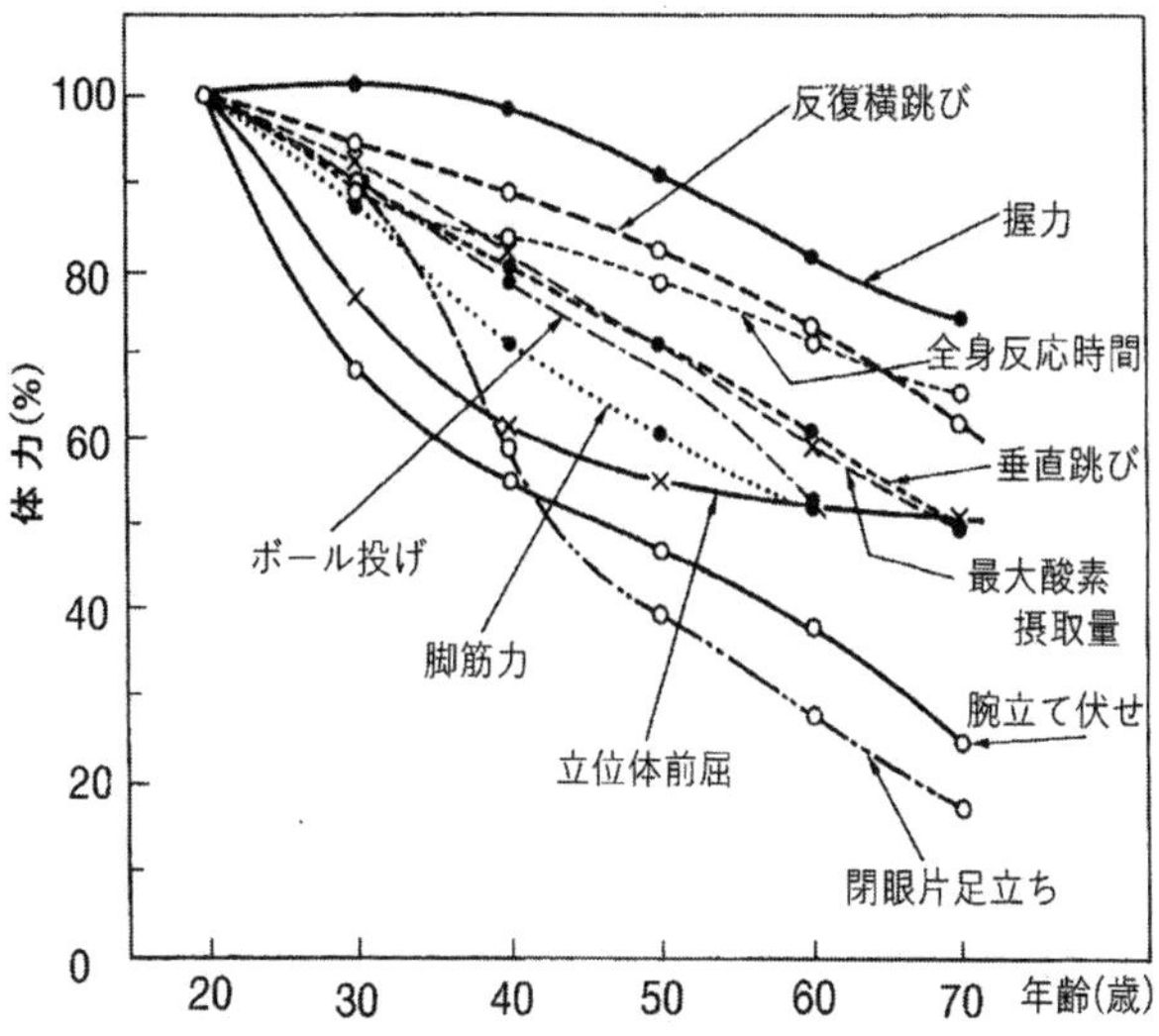

図1-3　体力の加齢変化（相対比=各年齢値/20歳値）
身体能力の加齢変化は運動の種類により異なる
（佐藤祐造他：高齢者運動処方ガイドライン2002（南江堂, 東京）、より引用）

2．次の段階は、どの組織にも属さずに自由と柔軟さを求めて職を探すのではなく自分の職を生み出す活動自体を目的としており、試行錯誤しながら未来を探索する「インディペンデント・プロデューサー（独立生産者）」のステージになります。

3．第3段階として、企業勤務、副業、ボランティア活動など、さまざまな仕事や活動に取り組み、異なる活動を同時に行う「ポートフォリオ・ワーカー」などの新しいステージが誕生することになります。

更にこれらの新しいステージが誕生した場合、これらを維持していくに当たって重要な「資産」を欠かすことはできないと指摘しています。

いつの時代にも、所得や不動産といった「有形資産」が大切なことは勿論ですが、マルチシフトの時代になると、それ以上に「無形資産」（「見えない資産」）が重要になると述べています。その「無形資産」として「生産性資産」「活力資産」「変身資産」の3つをあげています。

生産性資産：生産性を高めて所得を増やすのに役立つものであり、長年かけて培ってきたスキルと知識が主な構成要素であり、この資産は維持し、獲得し続けることが重要です。スキルと知識以外にも仲間の存在も大いに役立つとされています。これからの世界ではソーシャルメディアなどによる評判も生産性向上に寄与するのではないかと述べています。

活力資産：身体的・精神的健康や人に幸福感をもたらし、やる気をかき立てる資産、友人や家族との良好な人間関係などがこれに相当します。

なかでも「健康」は長寿化時代において価値を増す一方であり、明晰で健康な脳を保つことは大きな意味を持つでしょうし、精神的な健康に関連するストレスへの対処能力も大切です。

変身資産：人生の途中で新しいステージへの移行を成功させる変化に対応するために必要な資産を指します。特に新たな経験に対するオープンな姿勢が有用です。

このように、3つの「見えない資産」に投資を続け、育んでいき自らを再創造することが今後のマルチステージ成功のキーポイントになると述べています。

以上グラットン、スコット両教授の「ライフシフト」に沿って、人生100年時代の人生設計について概要を述べました。いずれにしても人生100年時代には、何らかの新しいステージに移行することは間違いないと思われます。

無形資産のうち活力資産は人に幸福感、充実感をもたらし、前向きな気持ちにさせ、やる気を起こさせるウェルネスを享受するには欠くことのできない資産と考えられます。

ここでは無形資産の中でも長寿をもたらし、長寿の恩恵を与えてくれる健康・健康づくりについて考えてみたいと思います。

第Ⅱ章

人生１００年時代に備える

第1節　人生100年時代の健康づくり

前章でも触れたように「活力資産」は人に幸福感と充実感をもたらし、前向きな気持ちにさせ、やる気をかき立て、ウェルネスを享受するには欠くことのできない資産です。

心身ともに健全であること、明晰で健康な脳を保つこと、ストレスに対処する能力も大切であり、健全なライフスタイルを実践することは、長寿化の恩恵を享受するための礎となります。

ここでは健康・健康づくりについて考えてみたいと思います。

寿命が長くなった要因

これまでの平均寿命の上昇の要因について、グラットン教授らは、次のように指摘しています。[1]人生のステージのある段階で死亡率が低下した結果、実現したものであり、最初は乳幼児の死亡率が改善することにより、平均寿命が大いに延びたことがあげられます。やがて子供の感染症の多くが抑え込まれ、死亡率が低下し、更に大人の肺炎も減少した結果、死亡率が低下し、平均寿命が延びるということになりました。以上のことより感染症の予防・治療法の進歩が平均寿命を押し上げたということになります。次には心血管疾患やがんなどの中高年の慢性疾患においては病気の早期発見、治療法の進歩、禁煙等の啓蒙活動などの対策が講じられたことも平均寿命の上昇の要因となっています。将来は、高齢者に特有の病気の克服が長寿、健康長寿の課題になるだろうとグラットン教授らは結んでいます。

ところで我が国で平均寿命が延びた背景には色々なことが考えられますが、長年にわたって推進されてきた健康増進事業に負うところも大きいと思われます。

従来の健康増進事業では、生活習慣病の予防を中心に早世（premature death）を未然に防ぎ、平均寿命の延長を図るとともに、さらに健康寿命の延伸を大きな目標として推進してきています。

これからの健康づくりでは人生１００年時代のライフコースを考慮して、それに沿った健康づくり事業が継続して企画・実践されることが望まれます。

そこで本章ではまず「健康とは何か」、「健康づくりとはなにか」について考え、さらに人生１００年時代の健康づくりについて考えてみたいと思います。

第２節　健康、健康増進について

健康とは

健康についての「身体的、精神的、社会的に完全に 良好な状態にあることであって単に疾病がなく、虚弱でないことではない」という、１９４８年の WHO 憲章の健康に関する定義は、みなさん周知のことと思いますが、WHO は健康をこのように規定するとともに、健康が人々の権利であることも謳っています。[2] しかし、この定義については、１９９０年代に高齢社会の到来や障害者など疾病とともに生きる人々のことを考慮に入れて「spiritual（霊的）とdynamic（動的）」を加えた新しい健康の定義の条文に修正しようとする動きもみられましたが、WHO総会で審議した結果、採択が見送られました。「健康」の考え方は社会情勢が反映されるものと考えられます。

今日の健康問題には、身体的問題以外にも心のあり方や精神的問題、社会生活上の問題点、QOL（生活の質）など多くのことが関与しており、現在ではこれら抜きでは考えられません。

もともと「健康」という言葉が使用されるようになったのは明治以降であり、それ以前は「無病」や「息災」などの言葉が用いられていました。今日でも、病気がなく（無病）、身体面で異常がない状態（息災）を、健康の基盤として考える場合が多いと思いますが、健康は病気との関連だけではなく、いかによりよく生きるかということも大切であると思われます。

私達はこれまでに、地域や職域で多くの人々を対象とした健康増進活動の実践を通して、「健康」を考えさせられました。健康づくりを実践することにより、単に身体的なフィットネスを向上させ、疾病や疾病のリスクを軽減するだけでなく、ライフスタイルが改善され、さらに生きがいを実感することができ、よりよい生き方を見出すことができるようになるなど、「健康とは何か」を考えるヒントにもなりました。

健康づくり（ヘルスプロモーション）について

「健康増進」、「健康づくり」は英語のHealth Promotion（ヘルスプロモーション）の日本語訳に当たりますが、日本語の「健康増進」、「健康づくり」という場合は単に個人の健康状態の向上をめざす努力の意味で用いられることが多いように思います。しかし「ヘルスプロモーション、Health Promotion」と言う場合には、健康づくりの実現に必要な社会環境などの関連事象、健康づくり・体力づくりの事業などの企画・実践・評価・市民参画など健康づくりを支援するプロセスまで含むのが本来あるべき姿です。[3]

健康増進（Health Promotion）の考え方は、前述のWHO（世界保健機関）が提唱した健康の定義から出発しています。

１９５０年代のヘルスプロモーションは、一次予防の中に位置づけられ、感染症予防における抵抗力の強化や、健康教育によって感染機会を避けることを意味していました。アメリカの『ヘルシー・ピープル（Healthy People）』というヘルスプロモーション活動は個人の生活習慣の改善による健康の実現に重点をおいたものでした。

１９７０年代になるとヘルスプロモーションは、疾病と対比した心身ともに理想的な状態、すなわちWHOが提唱した「健康」を想定し、「健康」を増強することを意味する概念として定義がなされました。

１９８６（昭和61）年には、健康増進を個人の生活習慣に限定してとらえるのではなく、社会的環境の改善まで含んだ『オタワ憲章』として採択されました。[4]

このオタワ憲章では、「ヘルスプロモーションとは、人々が自らの健康をコントロールし、改善することができるようにするプロセスである」と定義され、健康の前提条件として、平和、教育、食料、環境等について安定した基盤が必要であるなど、社会的環境の改善を含んだものでした。

私たちのライフスタイル如何によっては健康を損なうことがあることが次第に明らかになってきました。これまではライフスタイルを修正する責任はもっぱら個人に求められていましたが、グリーンやクロイターの「ヘルスプロモーションとは最も望ましい健康を得るためにライフスタイルを変えようと人々を教育的かつ環境的に支援すること」という定義にもみられるように、健康増進におけるライフスタイルの改善については、個人レベルで対処することに加えて社会的な支援も包含して考えられています。[5]

私達は地域や職域で生活習慣病およびその危険因子の是正を目的として生活習慣改善指導を実施するなかで、運動および栄養指導を中心とした一定期間の実践的指導により、体重減少、血圧降下、脂質代謝異常の改善など、ほぼ目的にかなった結果を得ることができました。加えてライフスタイルの改善をはじめ、さまざまな面で好ましい影響がみられました。たとえば生活習慣指導を受けた結果、ストレスにうまく対処できるようになり、仕事に対する満足度が増すなどの精神的健康度も高められて、就眠習慣や食習慣の改善などもみられました。また、グループで健康増進指導を実施した場合には、参加者の間に連帯感が生まれ、人との交流もスムーズになりました。また健康指導から2～3年後にアンケート調査した結果からは、健康志向の強い生活を送るように努力している姿をうかがい知ることもできました。

以上のように、健康づくりへの参加者の多くは生活習慣病の是正を主な目的としており、生活習慣病危険因子の軽減という目的をかなりの人が達成することができました。このように、健康増進活動では、疾病予防や危険因子の是正を目標とする施策として実践されますが、その効果は単に医学面での是正、身体面でフィットネスの向上にとどまらず、ストレスの改善や認知症の予防にも効果があると考えられます。

健康増進事業の実践指導を実施して感じたこととヘルスプロモーションの基本理念を照らし合わせて考えてみると、健康増進という実践的なプロセスが、現在私たちの考える「健康」の理念をより実態のある明確なものにしてくれるように感じます。健康増進は疾病予防や危険因子の是正を目標に実践されることが多いようですが、その効果は単に医学面での是正のみでなく、健康によりよい効果をもたらし、健康増進の究極の目標である最善の健康（ウェルビーング、ウェルネス）の達成という方向へとさらに発展していくように思われます。健康づくりを実践することにより、ライフスタイルが改善され、さらに生きがいを実感することのできる、よりよい生き方を見出すことが期待されます。[6]

第3節　我が国における健康づくりをめぐる施策とその変遷

１９６４年に開催されたオリンピック東京大会を一つの契機として、健康・体力づくりの機運が高まり、同年「国民の健康・体力増強対策について」が閣議決定され、「国民健康づくり対策」が開始されるなど、地域では、より積極的な健康増進の対策が行われるようになってきました。

また職場においても健康づくりの重要性が叫ばれるようになりその施策・THP（トータルヘルスプロモーション・プラン）が、１９８８年より開始され、２０２１年にその後一部が改定され、継続実施されています。ここでは地域および職域での健康増進活動に触れてみたいと思います。

国民健康づくり対策

１９７８年に長寿の達成から健康長寿社会の実現に向けての健康づくりの施策が始まりました。その概要は次のとおりです。[7]

⑴ 第一次国民健康づくり対策　１９７８年度から10か年計画を策定

① 生涯を通じる健康づくりの推進、② 健康づくりの基盤整備、③ 健康づくりの普及啓発の３つを基本施策として健康づくりの３要素（栄養、運動、休養）のうち栄養に重点をおいて健康増進事業の推進をはかるというものです。

⑵ 第二次国民健康づくり対策

従来の「治療」に力点が置かれていた保健医療分野に、一次予防と二次予防を重視する考え方が芽生えました。

日本の平均寿命はその後も延び続け、１９８４年には、男性74・54年、女性80・18年となり、女性の平均寿命が80年を上回り、人生80年時代が現実的なものとなりました。80歳まで元気で長生きしようと「**アクティブ80ヘルスプラン**」と銘打って第二次国民健康づくり対策が1988（昭和63）年度から10か年計画で開始されました。運動面からの健康づくりに力を入れて実施されました。

その後健康づくり施策として第三次**国民健康づくり対策**は、21世紀の健康対策として2000年より「**健康日本21**」という名称で実施され、健康日本21（第一次）は21世紀に入り、2000年にスタート。2013年度から「健康日本21（第二次）」として新たな目標が掲げられ、活動が続けられました。

「健康日本21（第一次）」では「一次予防の重視」などを基本方針とし、「健康日本21（第二次）」では「健康寿命の延伸と健康格差の縮小」を最終的な目標として健康寿命の延伸、生活習慣病の発症予防と重症化予防の徹底など、5つの基本方針が掲げられ、活動が続けられました。

なお引き続き**健康日本21（第三次）**が2024（令和6）年より実施される予定です。「健康日本21（第三次）」については、本誌第2節第2項我が国での取り組み―「健康日本21（第三次）」を参照下さい。

なお「健康日本21（第二次）」の最終評価（2022年10月に終了）は以下の通りでした。

53個の目標項目のうち、目標値に達したもの：8項目（15・1％）、改善傾向にあるもの：20項目（37・7％）、変わらなかったもの：14項目（26・4％）、悪化したもの：4項目（7.5％）、評価困難が7項目（13・2％）でしたが、「平均寿命の増加分を上回る健康寿命の増加」という主要な目標は達成されました。また、がんや脳血管疾患・虚血性心疾患の死亡率（アウトカム指標）は目標以上に顕著な減少が認められています。

目標値に達した項目は次の8項目です。

◇健康寿命の延伸
◇75歳未満のがんの死亡率の減少
◇脳血管疾患・虚血性心疾患死亡率の減少
◇血糖コントロール不良者の割合の減少
◇小児人口10万人当たりの小児科医・児童精神科医師の割合の増加
◇認知症サポーターの増加
◇低栄養傾向（BMI 20以下）の高齢者の割合の増加の抑制
◇共食の増加（食事を1人で食べる子どもの割合の減少）

但し、メタボリックシンドローム、適正体重の子ども、睡眠、飲酒習慣の是正などの4項目は目標値に到達せず、今後の課題となりました。

以上、国が主導する健康づくりは一定の効果をあげており、更に健康日本21は後述のように、新たな課題に挑戦することになりました。

一方、働く人々の健康づくりも重要な課題であり、労働者の心身両面にわたる健康づくりを推進する活動が行われています。

働く人々の健康づくり（THP, Total Health Promotion Plan）

1988年に厚生労働省が策定した「事業場における労働者の健康保持増進のための指針」に基づ

く、労働者の心身両面にわたる健康づくりを推進するための取り組みがなされています。[8]
昨今の産業構造の変化や高齢化の進展、働き方の変化、地域保健との連携等の観点から、２０２１年に指針が改正され、厚生労働省では、「事業場における労働者の健康保持増進のための指針」に基づき、働く人の心とからだの健康づくり」を推進しています。
メンタルヘルス対策を推進するため２０１５年からストレスチェック制度が始まり、労働者のメンタルヘルス不調を防止する取り組みが推進されています。

地域保健との効果的な連携

地方公共団体の提供する情報や、地域保健サービスを利用して、労働者の健康保持増進対策を進めることが可能になり、次のような効果が得られています。

1．健康リスク要因の減少による労働生産性の向上、欠勤日数の減少
2．労働に必要な体力の確認などに取り組むことによる労働災害件数や休業の減少
3．メンタルヘルスの改善
4．地域保健関係の専門職（保健師・管理栄養士など）による健康相談など地域保健と連携の実践。具体的には、各事業場が策定する健康保持増進計画に基づいて「健康測定→健康指導→実践活動→評価→改善」を行うことにより健康障害防止と、心とからだの健康を保つことを目的としています。

以上のように健康づくりの場は地域および職域で確保されており、またフィットネスクラブやウェルネスクラブなど多くの民間の施設も利用可能であり、多くの人々に活用の場が提供されています。

第Ⅲ章

ライフステージから見た
人生100年時代の健康づくり

ウェルビーイングを保つ秘訣

第1節　エコチル世代における健康づくり

1. はじめに

胎児期や生後直後の健康・栄養状態が、成人になってからの健康に影響を及ぼすというDOHaD（Developmental Origins of Health and Disease）仮説や育児環境や有害物質による小児への健康影響の懸念が高まる中、子どもの健康と環境に関わる諸問題を調査するため2011年より「エコチル調査」が開始されました。エコチル調査は、環境省が中心となって実施している「子どもの健康と環境に関する全国調査」のことで、この調査の愛称である「エコチル」は、Ecology & Childrenを基にして名付けられました。この調査は、環境省の事業として2011年から全国で約10万組の親子が参加協力し実施されている長期・大規模の疫学調査（コホート研究）です。

本節では、エコチル調査について詳しく説明し理解を深めた上で、子どもの健康と環境に関する全国調査「エコチル調査」成果紹介パンフレットおよびエコチル調査だより（共にエコチル調査コアセンター発行）から得られた調査結果を紹介し、妊婦や生まれた子どもの健康問題について述べて行きます。

2. エコチル調査とは？[1]

エコチル調査の開始と経緯

エコチル調査が開始されるきっかけとなった国外の動向は、１９９７年に米国のマイアミで開催された先進８か国の環境大臣会合において、世界中の子どもたちが環境中の有害物質脅威に直面していることが認識され、小児の環境保健をめぐる問題に対して優先的に取り組む必要があることが宣言されたことに始まります。２００２年、世界サミット（WSSD：World Summit on Sustainable Development）では、「化学物質が人の健康と環境にもたらす著しい悪影響を最小化する方法で使用、生産されることを２０２０年までに達成することを目指す」と宣言され、２００６年にはWSSDの国際的な合意文書である「国際的な化学物質管理のための戦略的アプローチ（SAICM）：Strategic Approach on International Chemical Management」が採択されました。また、２００９年に開催された環境大臣会合「子どもの健康と環境」において、大規模な疫学調査を各国が協力して実施することが合意されました。

国内の動向は、２００６年に「小児の環境保健に関する懇談会報告書」において、小児の脆弱性、環境保健に関する課題に対する今後推進すべき施策の方向性が提言されたことに始まり、２００８年には「小児環境保健疫学調査に関する検討会報告書」において調査の実施概要がとりまとめられ、同年から現在も先行調査として続いているエコチル調査のパイロット調査が開始されました。２０１０年に策定された「子どもの健康と環境に関する全国調査（エコチル調査）基本計画」をもとに２０１０年度から大規模疫学調査であるエコチル調査が開始されました。

エコチル調査の目的と期待される効果

エコチル調査は、胎児期から小児期にかけての化学物質ばく露等が子どもの健康に与える影響を明らかにし、リスク管理部局や事業者への情報提供を通じて、適切なリスク管理体制の構築につなげることを目的として実施されています。発症率が極めて低い事象や、発症率が高い事象についても、低濃度でも影響を及ぼす化学物質の関与を十分に検出するためには、10万人規模のデータを集積する必要があると考えられています。化学物質の毒性評価において、特にアレルギーや精神神経発達への影響や低濃度でもばく露による健康影響が評価されていない現状があります。エコチル調査に期待されている効果には、①子どもの健康に影響を与える環境要因の解明、②子どもの脆弱性を考慮したリスク管理体制の構築、③次世代の子どもが健やかに育つ環境の実現、④国際競争と国益などが挙げられています。

エコチル調査の実施方法

エコチル調査は、胎児期から小児期にかけて子どもの健康状態を定期的に調べる疫学調査（コホート研究）です。様々な環境による影響がお母さん・お父さん・胎児・乳幼児・小児の健康にどのような影響を与えるのかについて調査しています（図3-1）。調査内容は大きく2つに分けられており、研究対象のお父さん、お母さん、生まれた子ども全体に行われる「全体調査」と、一部の参加者に行われる「詳細調査」に分けられます。

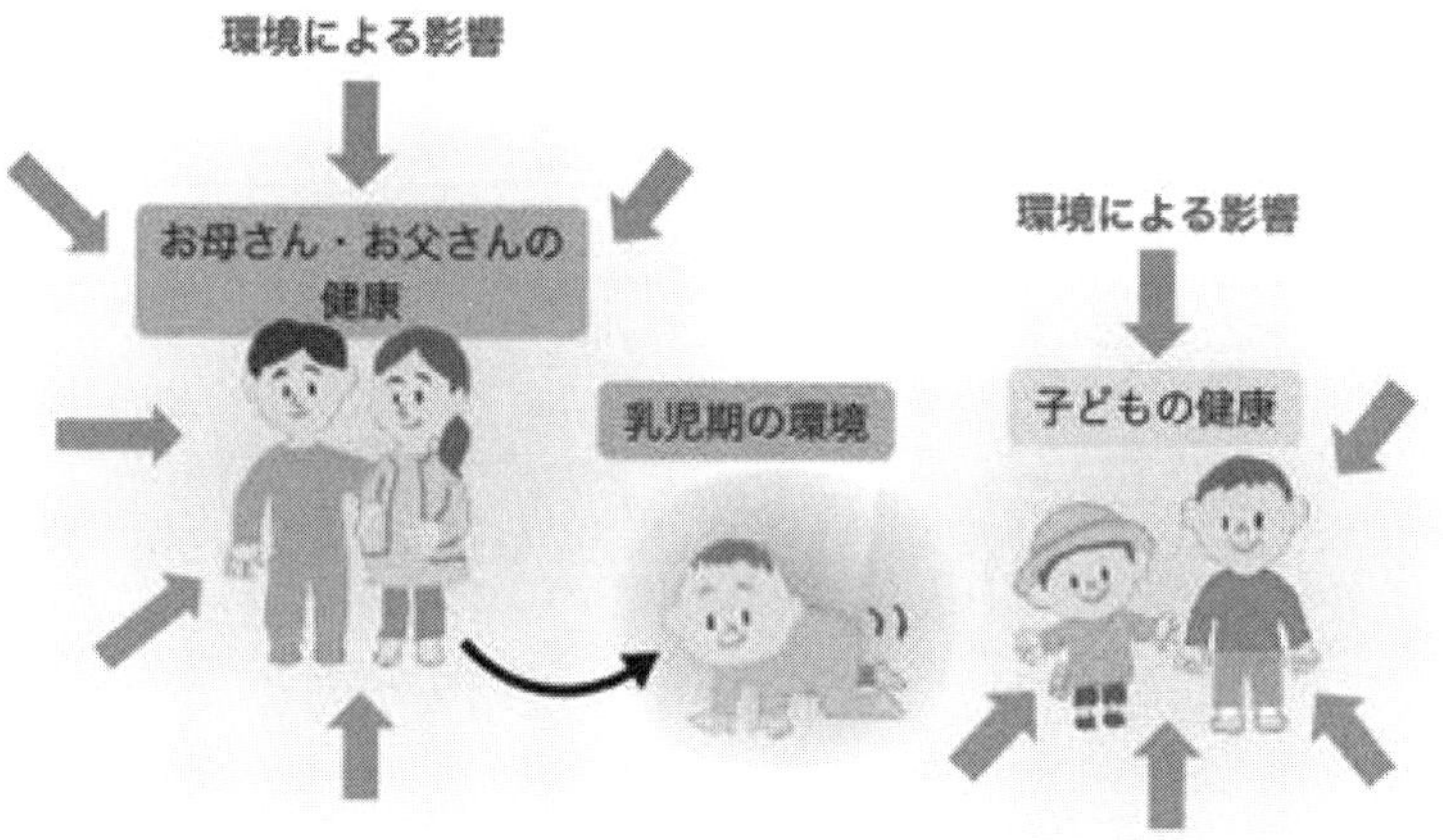

図3-1　環境がお母さん・お父さん・胎児・乳幼児・小児の健康に与える影響の調査（エコチル調査成果紹介パンフレット　2022より改変）
エコチル調査で生まれた子どもは13歳になるまで健康状態について調査が行われます。エコチル調査のロードマップについて図3-2に示します。

全体調査では、参加者の半年に1回の質問票の記入や、臍帯血・母乳・血液・尿・毛髪・乳歯などの生体試料の提供等を依頼し、血液などに環境中の化学物質がどのくらい含まれているかを分析します。さらに、参加者のみなさまには、お子さんの健康状態や生活習慣などについてのアンケートに回答してもらいます。アンケート調査は1年に2回実施されています（図3-2）。

詳細調査では、家の中の化学物質やハウスダストなどを採取したり、お子さんの発達検査をしたりするなど、より詳しい調査を行っています。

全体調査や詳細調査によって得られた生体試料分析や化学物質分析に関するデータとアンケートについて分析が行われ、子ども、お母さん、お父さんの健康と環境による影響との関係を解き明かすことができます。調査開始から12年経ち、多くの研究論文が発表されています。主な内容は、妊娠前～妊娠中のお母さん、お父さんが受けている環境からの影響と、出産や乳児期の赤ちゃんに関する結果です。これから参加者の子どもが大きくなっていくにつれて、幼児期・学童期のお子さんの健康についての研究報告が増えて行くと考えられています。

エコチル調査の実施体制

エコチル調査は、国立環境研究所に研究の全体をマネジメントする「コアセンター」を、国立成育医療研究センターに医学的支援のための「メディカルサポートセンター」を、また、日本の各地域で実地調査を行うために公募で選定された15の大学等に地域の調査の拠点となる「ユニットセンター」を設置し、環境省と共に各関係行政機関（地方公共団体など）が共同して実施されています。各大学のユニットセンターには、研究参加者のリクルートやフォローアップを共同して行う協力医療機関があり、ユニットセンターは協力医療機関の日常診療の妨

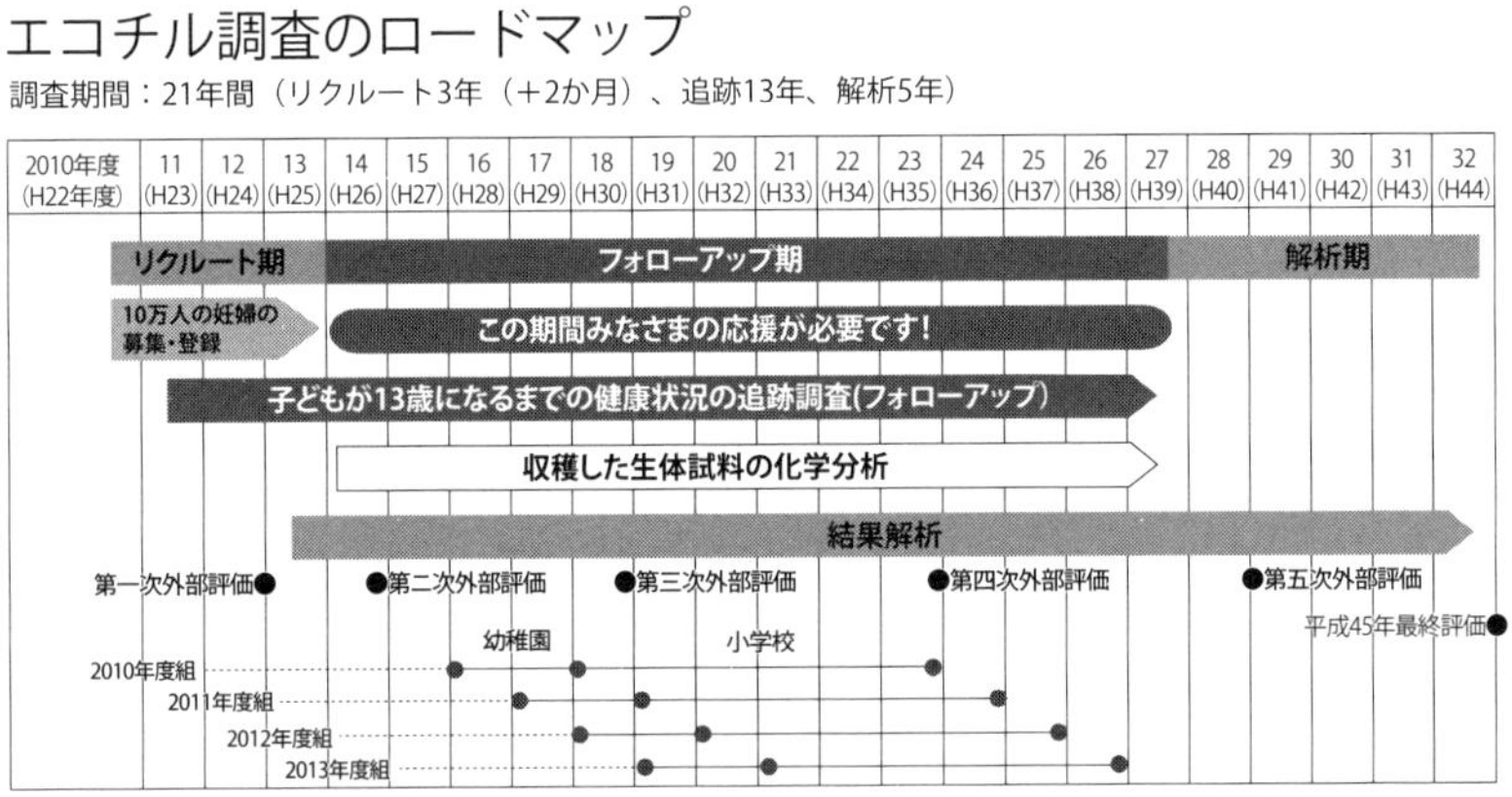

図3-2　エコチル調査のロードマップ
（エコチル調査成果紹介パンフレット　2022より改変）

げとならないように細心の注意を払い研究調査を実施しています。

3．エコチル世代の特徴[1]

本書では、エコチル調査の実施年度を反映して「エコチル世代」の定義を、「２０１１年１月から２０１４年３月末まで全国でリクルートされた妊婦、父親、生まれた子ども全体」としました。この期間中、全国で妊婦のリクルートが進められた結果、約10万人の妊婦、約５万人の父親、約10万人の生まれた子どもが参加した。参加者は全国15か所のユニットセンターにお住いの方々でした（図３－３）。

また、エコチル世代のお母さんと生まれた子どもの特徴を図３－４に示しました。母親の出産時年齢は30代前半が最も

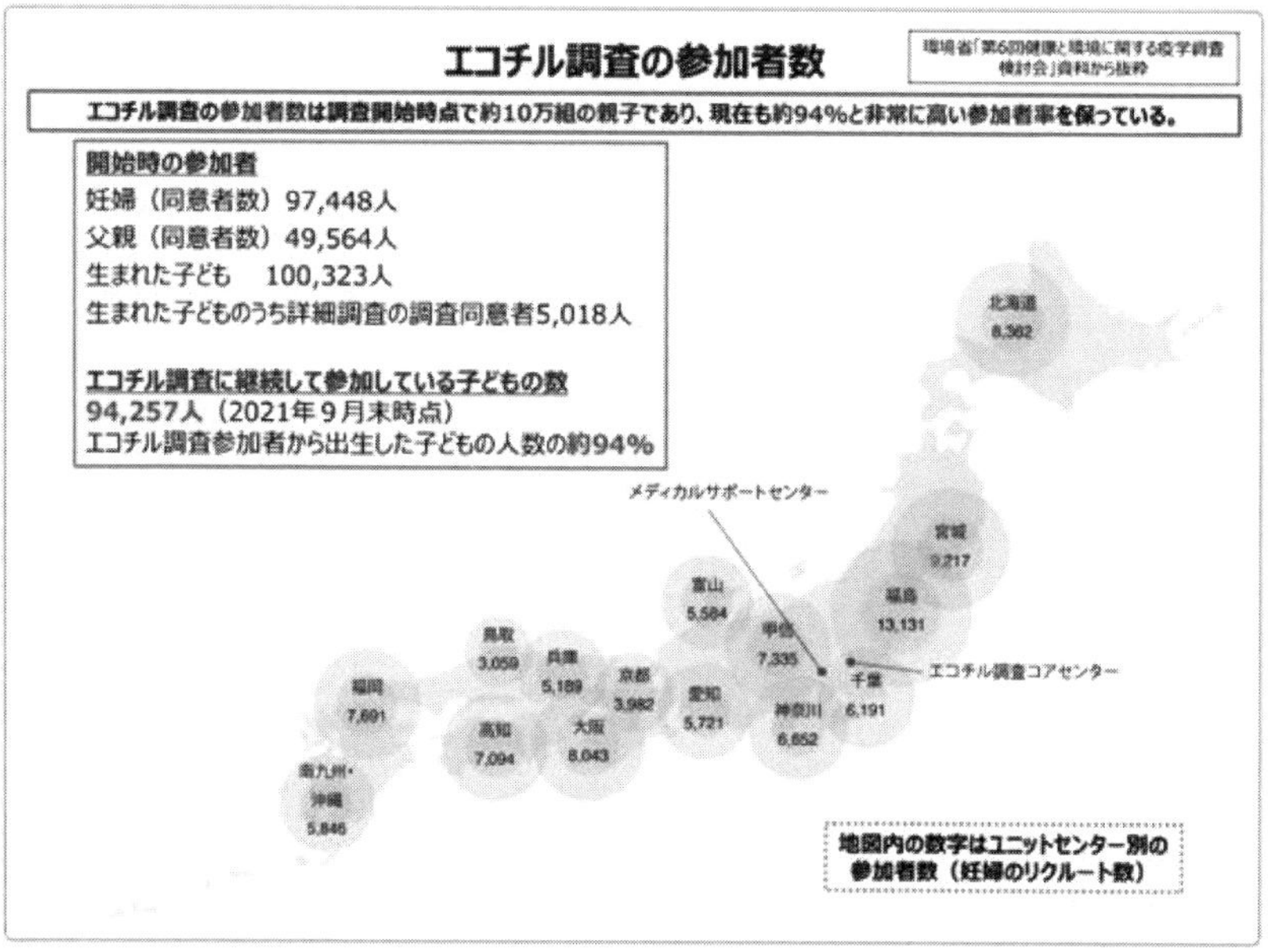

図３-３　エコチル調査の調査地域と参加者数
（エコチル調査成果紹介パンフレット　2022より引用）

多く、40歳以上の母親は全体の4.6％にのぼりました。生まれた子どもの性別は男児51・2％に対して女児48・8％でした。早産（37週未満の出産）の割合は全体の5.6％でした。出生時体重は、３０００～３５００ｇの割合が最も多いものの（42・1％）、２５００～３０００ｇの割合（38・7％）とあまり差が見られませんでした。２５００ｇ未満の低出生体重児は全体の8.1％でした。これらの集計データ

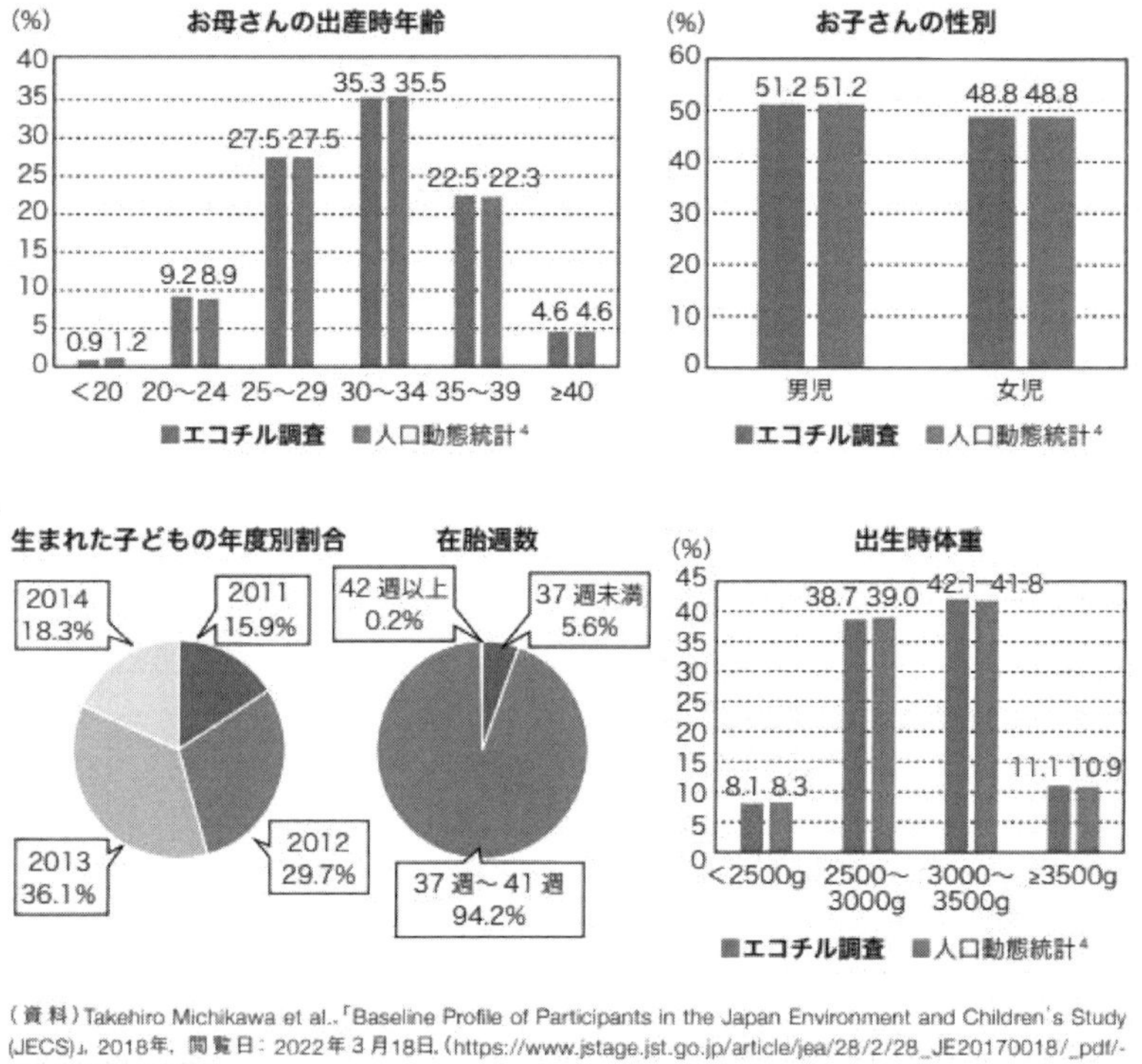

（資料）Takehiro Michikawa et al.,「Baseline Profile of Participants in the Japan Environment and Children's Study (JECS)」, 2018年, 閲覧日：2022年3月18日,（https://www.jstage.jst.go.jp/article/jea/28/2/28_JE20170018/_pdf/-char/en）をもとに作成

厚生労働省が集計している、日本の人口に関する修正データ

図3-4　お母さんの出産時年齢とお子さんの性別、出生体重
（エコチル調査成果紹介パンフレット　2022より改変）

は、厚生労働省による日本の人口に関する集計データの値とほぼ一致しており、エコチル世代はその当時の母児の出産状況について日本を代表する妊婦・父親・子どもの集団であることが示されました。

4. エコチル世代の子育て環境と健康問題[2]

エコチル世代の子育て環境と健康問題について、本項では、非常に身近な事柄に着目することとしました。お母さんの喫煙や飲酒、子供と関わる時間、お父さんの育児への協力、生まれた子どもの食事の状況についてエコチル調査でわかったことを紹介します。

喫煙について

喫煙による妊娠や胎児への悪影響、また受動喫煙による子供への悪影響については広く知られているところです。[3] 喫煙が妊娠に与える悪影響としては、常位胎盤早期剥離や前置胎盤といった母児共に生死に関わる病気のリスクが増加します。また、喫煙は子宮内胎児発育不全のリスクも増加し、妊娠中や分娩時の胎児機能不全の心配や、妊娠週数に対して小さく生まれた児の将来の成人病罹患率の上昇のリスクも増加すると言われています。

しかしながら、エコチル調査によって、全ての妊婦やお母さんが禁煙しているわけではないことがわかりました。エコチル世代において、まだまだ多くの妊婦やお母さんが喫煙をしている実態が明らかになりました。左に妊娠初期と生まれた子どもが1歳6か月の時の喫煙状況を比較しています（図

3-5A、B）。エコチル世代の女性の42%が喫煙の経験があります。妊娠する前まで喫煙していた人も、妊娠を機に多くは禁煙し、妊娠中も喫煙を継続しているお母さんは全体の5%でした。その中でも、出産時年齢25歳未満のお母さんの喫煙率が9%と他の年齢層より高く、妊娠に気づいてから止めた人を合わせると、25歳未満では35・6%、25歳から30歳未満で20・7%の人が妊娠中も喫煙してい

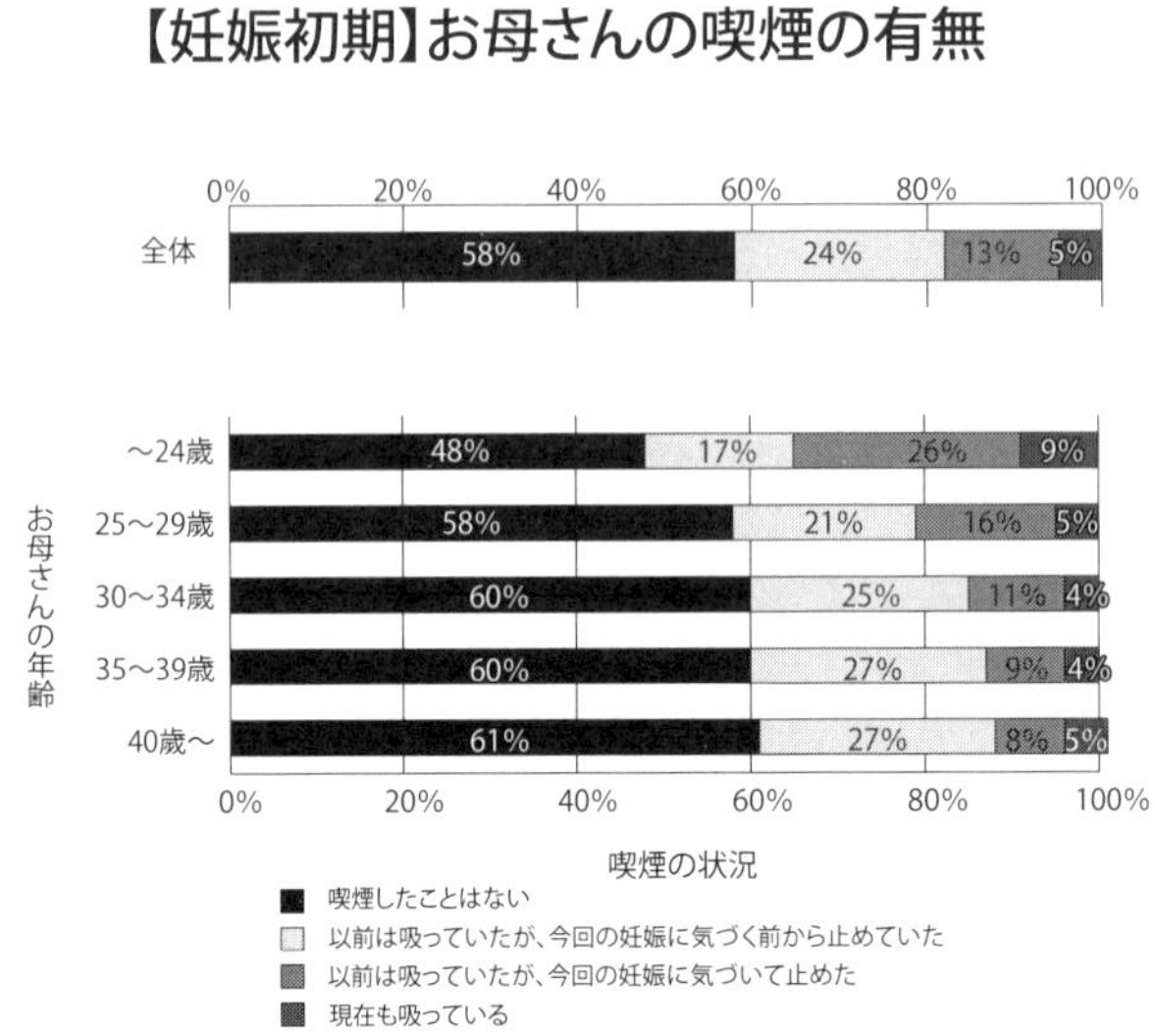

図3-5A　お母さんの喫煙の有無（妊娠初期）
（エコチル調査成果紹介パンフレット　2022より改変）

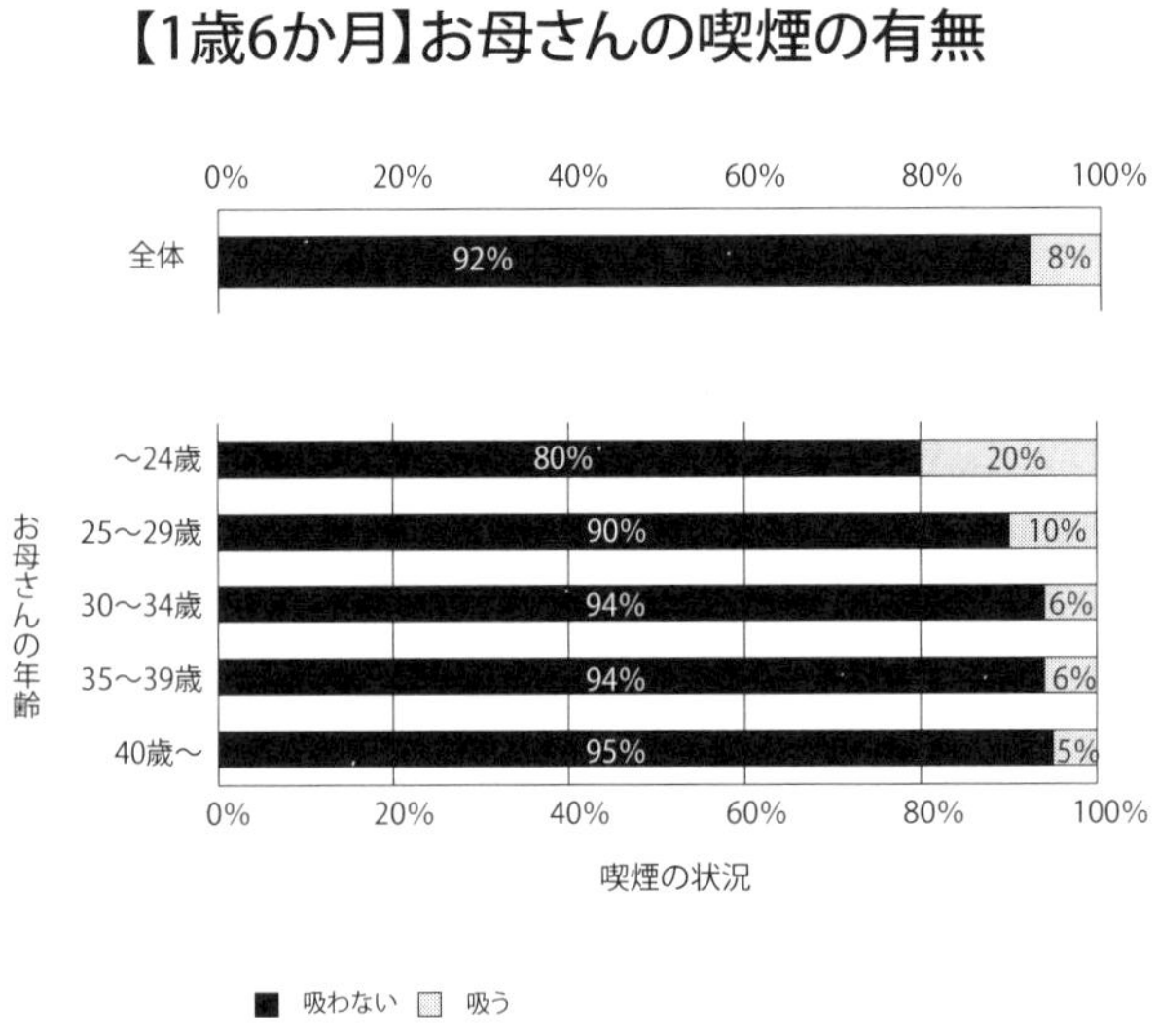

図3-5B　お母さんの喫煙の有無（1歳6か月）
（エコチル調査成果紹介パンフレット　2022より改変）

たことになり、若い妊婦の喫煙率が高いことが分かります。次に子供が1歳6か月になった時点での喫煙状況を示しました。妊娠初期にくらべて少し喫煙率が高くなり（全体で８％）、ここでも25歳未満の喫煙率は20％と高く、子供への受動喫煙による影響が懸念される状況です。これらの結果から、どのような情報でも欲すればすぐに得られる現代においても、30歳未満の若い妊婦さん（特に25歳未満）に対して、喫煙がいかに妊婦や胎児に危険を及ぼすのかについて知ってもらうことが重要であることがわかりました。

飲酒について

妊娠中の飲酒については絶対にしてはならないという情報はお持ちの方が多いと思いますが、妊娠に気づいて止めればよいのか、妊娠中にほんの少しでもだめなのか、疑問に思っている方も多いのではないでしょうか？エコチル調査でわかった妊婦の実態を紹介します（図3-6）。妊娠中期後期に飲酒していた人は全体の３％であり、エコチル調査参加

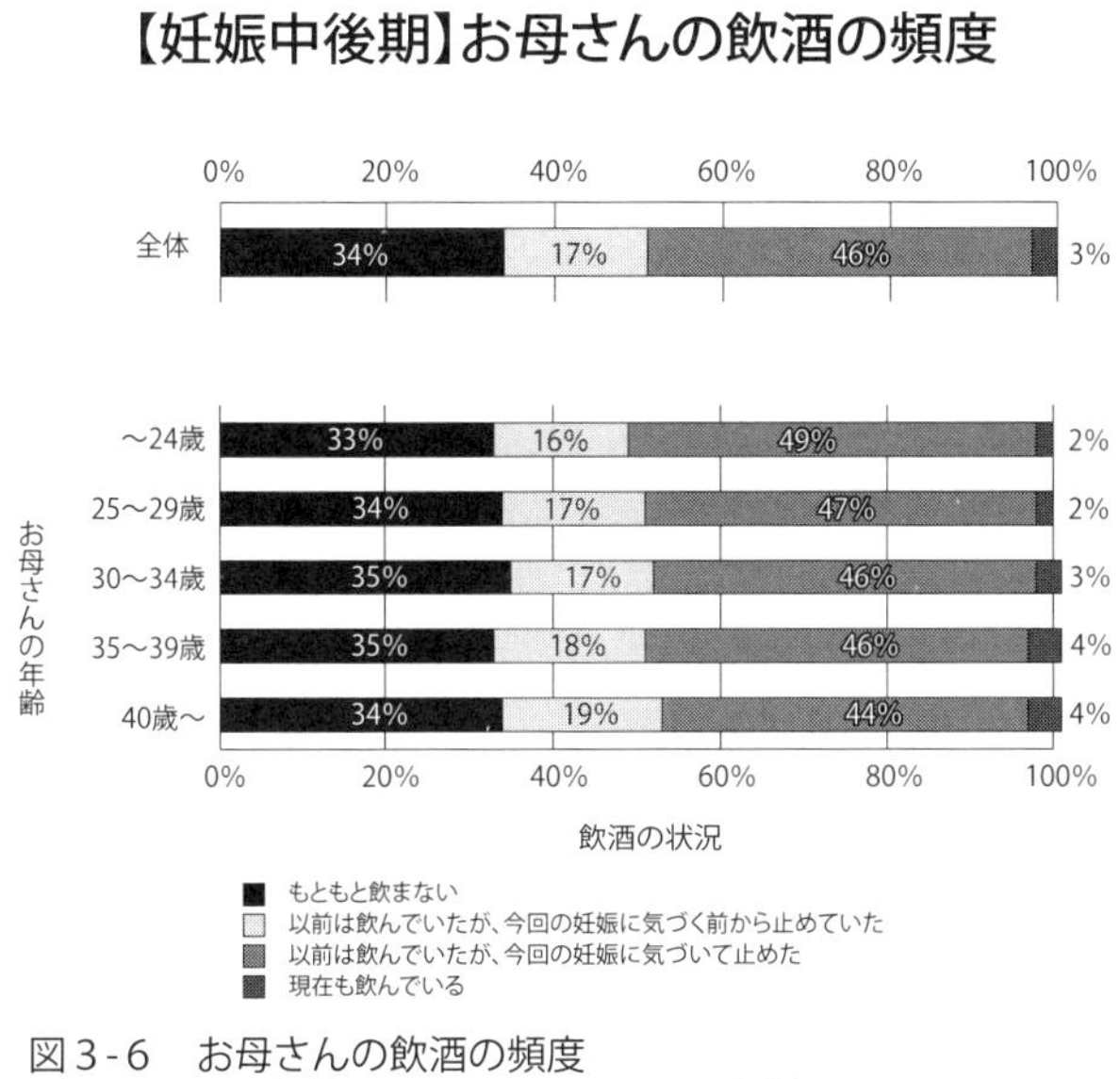

図3-6　お母さんの飲酒の頻度
（エコチル調査だより　Vol.8 2015より改変）

者の3人に2人は妊娠前に飲酒していたことから考えると、ほとんどの妊婦が妊娠中は飲酒を控えていたことになります。しかしながら、以前は飲んでいたが妊娠に気づいて飲酒を止めた人を合わせると49％の妊婦は妊娠中（おそらくは妊娠初期）に飲酒をしていたことになります。これらの妊婦の飲酒状況は喫煙とは異なり、年齢別の飲酒率の違いがほとんどない結果でした。妊娠中の飲酒は、胎児性アルコール症候群（顔面異常・中枢神経機能障害など）を引き起こすことが知られています。また、成長に伴って、精神保健面でも問題が生じるとも考えられています。これらはアルコール50 ml（ビールなら2本弱）以上で発症の危険性が増すと言われていますが、飲んでも安心な量はわかっていません。胎児はアルコールの代謝ができません。子づくり中はアルコールを飲まないようにすることが大切であることを、全世代の妊婦にあらためて知らせることが必要であることがあらためて浮き彫りとなりました。

子どもと関わる時間について

エコチル世代のお母さんは、子どもとどんな風に一緒に過ごしているのでしょうか？ここでは、子供と一緒に過ごす時間、絵本を見せながら話しかける機会、子どもと過ごす間にパソコンや携帯電話などを使用する時間、子どもにテレビやDVDを見せる時間について調査結果を紹介します。

【子どもと一緒に過ごす時間】

エコチル世代のお母さんがどのくらいの時間子どもと一緒に過ごしていたのでしょうか？　エコチル調査で、普段何時間くらい子供と一緒に過ごしているかを調べたところ、全体では1日当たり4～6時間が35％と最も多い結果でした。子どもと一緒に過ごす時間が1～9時間までと10時間以上がちょうど半々ということもわかりました。9時間以上の長い間子どもと一緒に過ごすお母さんは若いほど或いは年齢が高いほど多くなり、中間の年齢層（25～29歳）で最も少なく、年齢に対して逆U字の傾向がありました（図3‐7A）。この背景については様々な理由があると思われますが、仕事と子育ての両立の難しい現状があるのではないかと危惧されます。今後、エコチル調査によってこの原因が明らかにされ、子育て環境の改善につながることが期待されます。

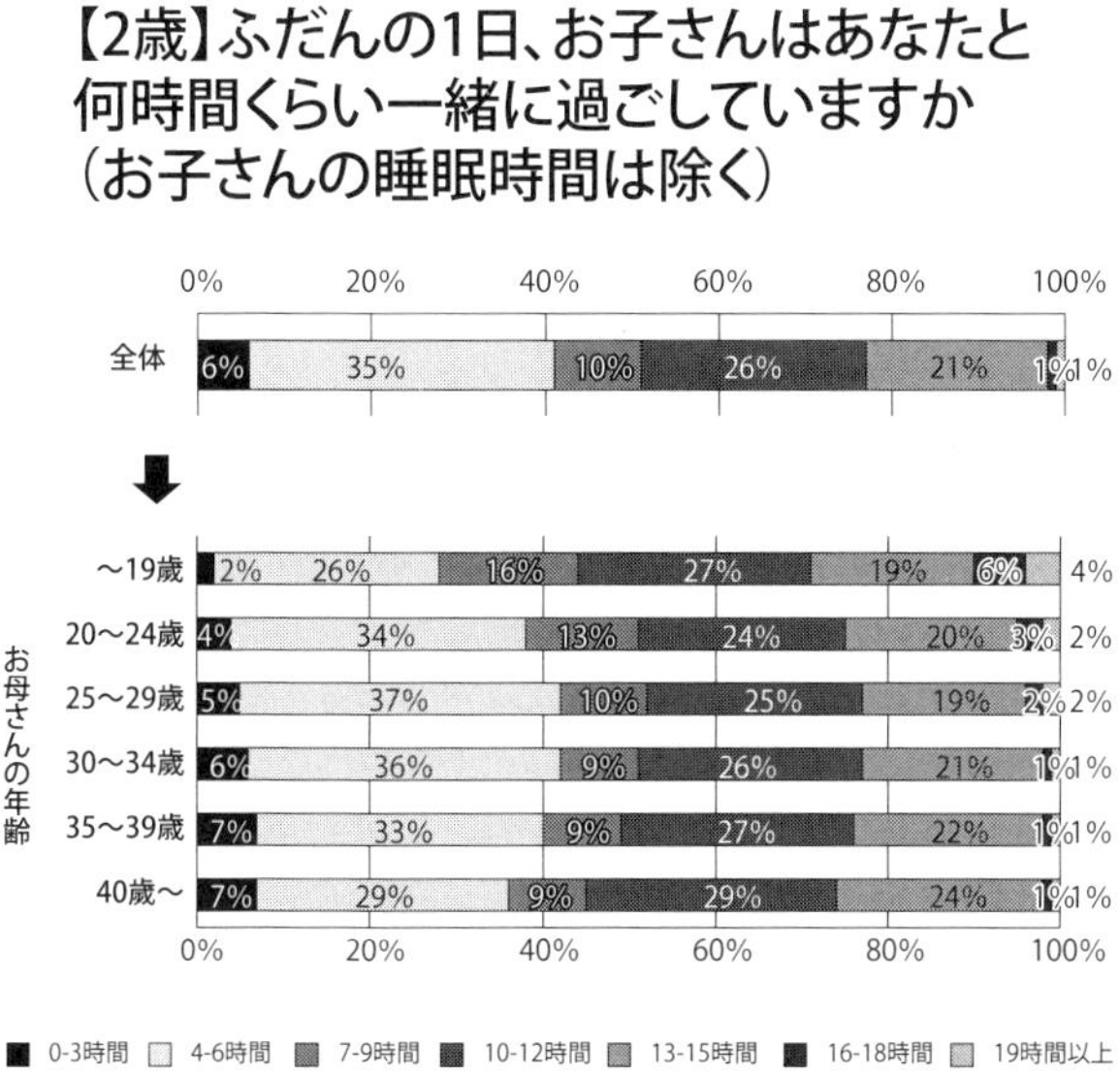

図3-7A　子どもと一緒に過ごす時間
（エコチル調査だより　Vol.8 2015より改変）

【絵本を見せながら話しかける時間】

「なぜ絵本?」と言う方も多いと思われますが、子どもへの読み聞かせは、子どもの発達にとって良いことだと言われています。2歳では、1歳の時より読み聞かせの機会が少し増えていました。また年齢別にみると、若いお母さんの方が読み聞かせの機会が少ない傾向があります(図3−7B)。これは、絵本に馴染みがないことや、絵本離れが社会的に進んでいることなどが想像されますが、「絵本を見せながら話しかける時間」が子どもの発達に何か影響を与えるのか否か興味深い事柄であり、今後、エコチル調査の成果発表に期待したいと思います。

【パソコン、携帯電話を使用している時間】

エコチル世代の若いお母さん(19歳以下)は、子どもと一緒に過ごす時間が長い傾向にあり、絵本

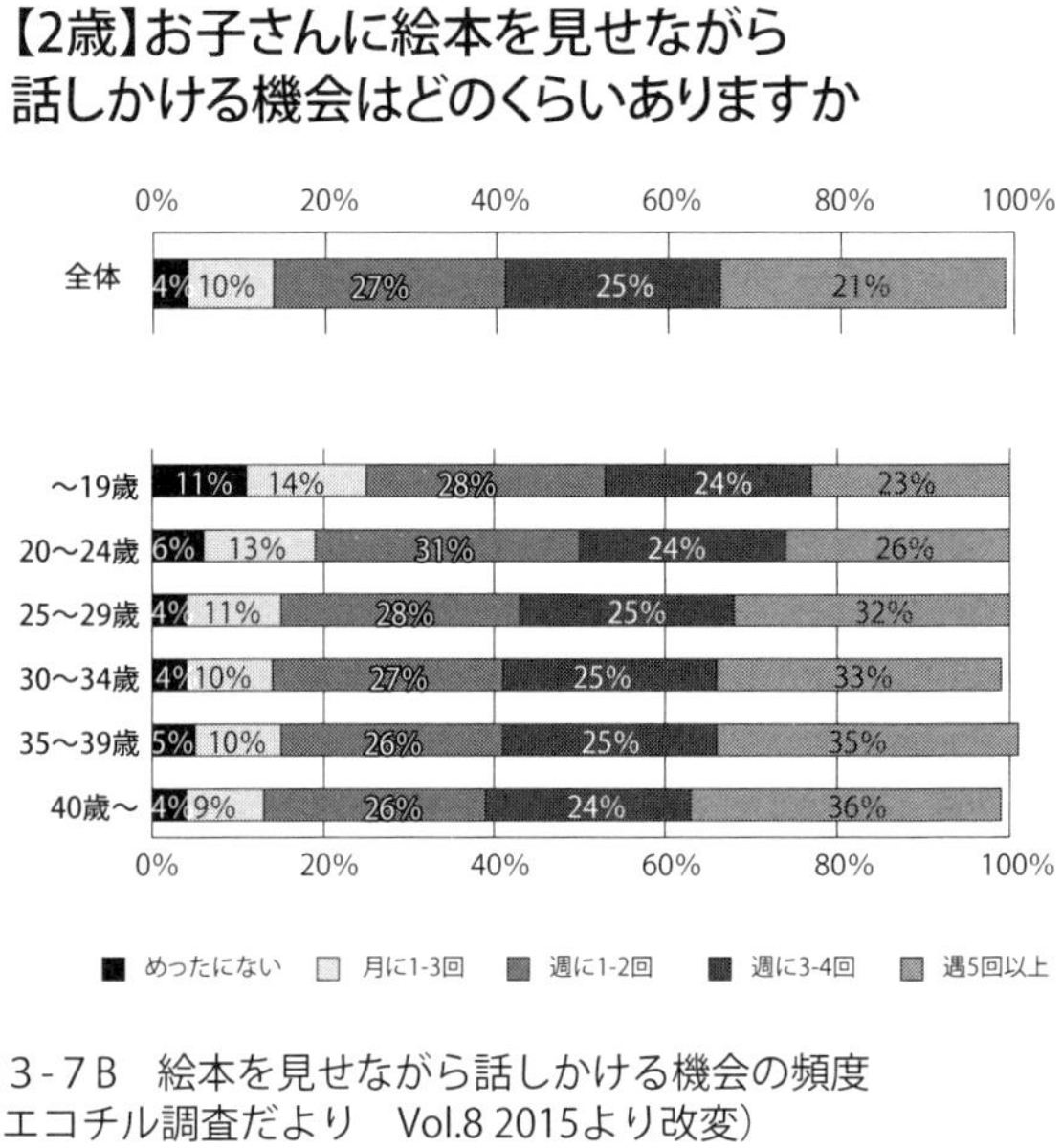

図3-7B　絵本を見せながら話しかける機会の頻度
(エコチル調査だより　Vol.8 2015より改変)

を使った子供への読み聞かせが少ない傾向がありました。子どもと一緒にいる時に、パソコンや携帯電話などをまったく使っていないお母さんは、全体で20％いましたが、若いお母さんほど使う時間が長い傾向であることがわかりました（図3-8A）。子どもと一緒にいる時に携帯電話などを長時間使っていることが、親子の関わりや子どもの発達にどのような影響があるのか、エコチル調査で明らかにできるかもしれません。

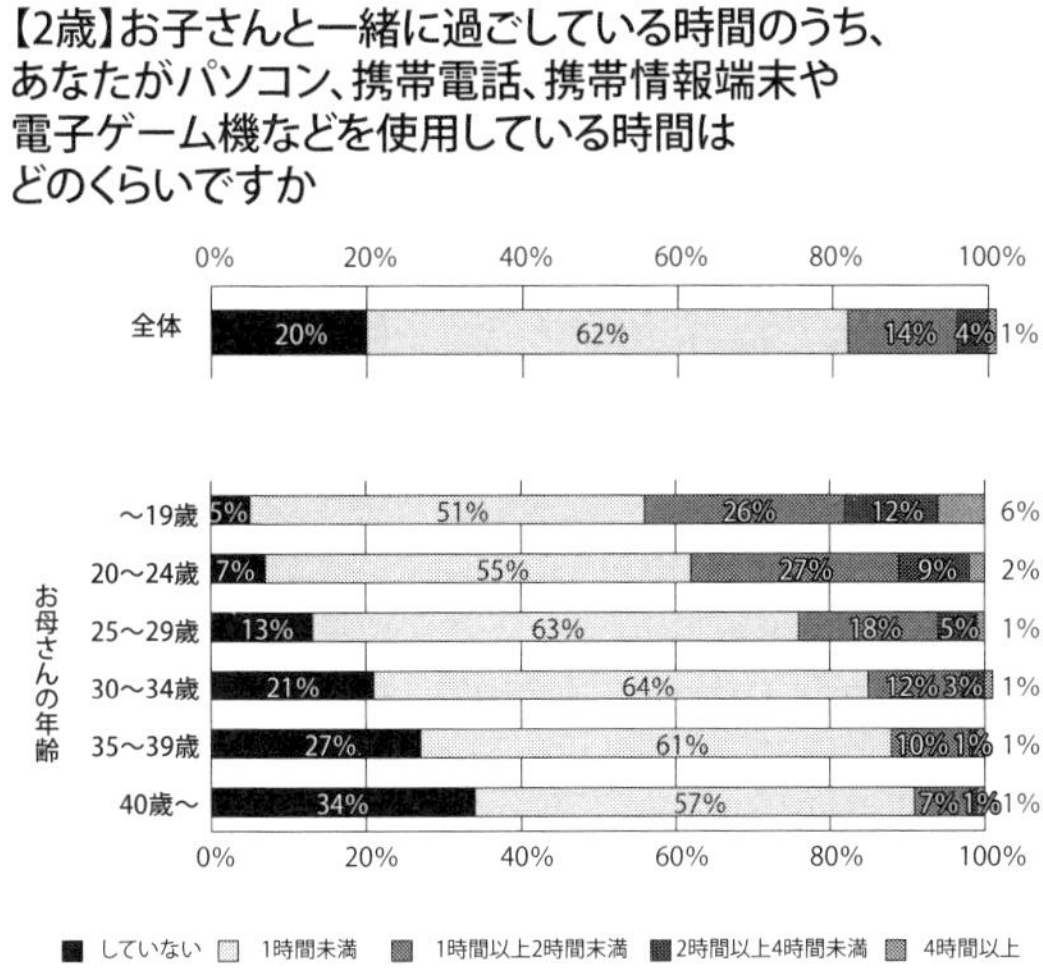

図3-8A　パソコン、携帯電話を使用している時間
（エコチル調査だより　Vol.8 2015より改変）

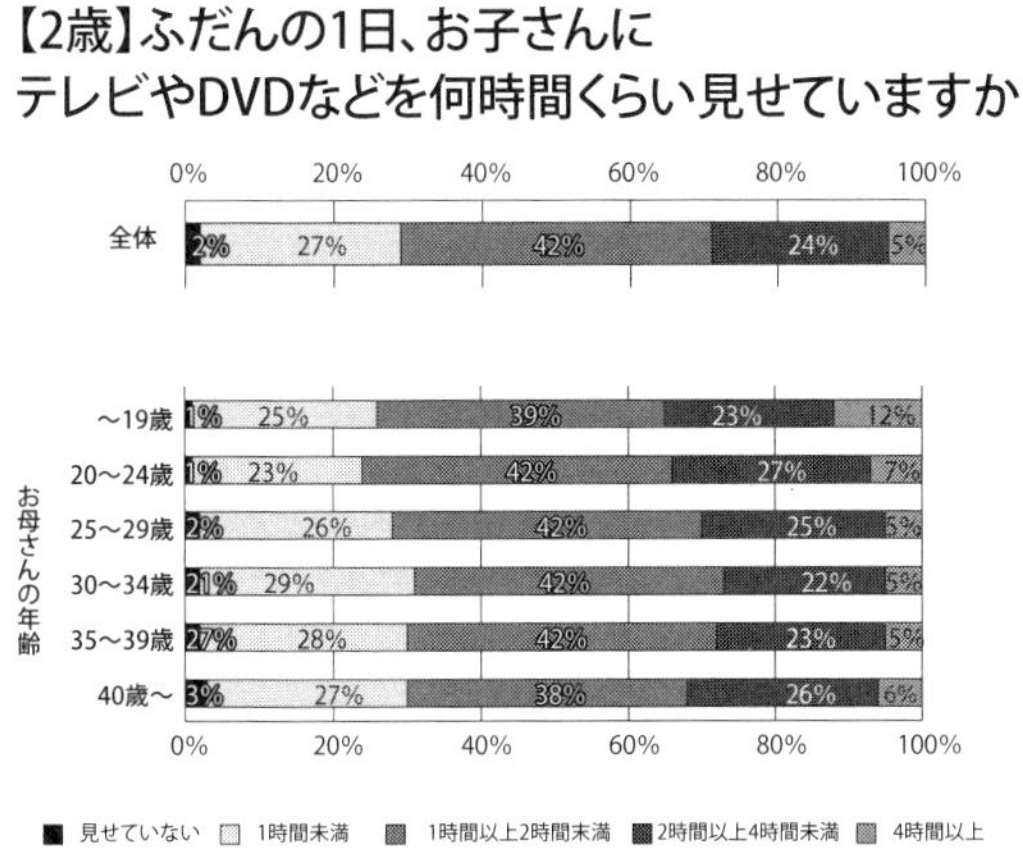

図3-8B　テレビやDVDを見せる時間
（エコチル調査だより　Vol.8 2015より改変）

【子どもにテレビを見せる時間】

テレビは子どもの発達にとって本当に有害なのでしょうか？　エコチル世代の現状は、40％のお母さんが1～2時間テレビかDVDを子どもに見せており、30％のお母さんが子どもに2時間以上テレビかDVDを見せているのが現状です（図3－8B）。日本小児科学会などからは、子どもにテレビなどを見せる時間は1日に2時間までという提言がなされています。ただし、これにはしっかりとした科学的根拠がないようです。こちらについてもエコチル調査で、より正確な提言ができるような研究成果が得られることが期待されます。

父親の育児協力について

エコチル世代のお父さんは、育児や家事にどの程度関わっているのでしょうか？　ここでは、お父さんの育児への協力度、育児や家事のお父さんの分担状況、お父さんの育児や家事に対するお母さんの満足度について調査結果を紹介します。

【お父さんの育児への協力度】

若いお母さんほどお父さんが協力してくれないと感じている割合が高く、19歳以下のお母さんでは18％が全く或いはほとんど協力してくれないと感じていました。これに対して、とてもよくしてくれるという割合には年齢による違いがありませんでしたが、子どもと一緒に過ごす時間が最も短い傾向にあった25～29歳のお母さんの家庭では、育児協力をとてもよくしてくれる或いはよくしてくれるお父さんの割合が最も高く（図3-9A）、忙しいお母さんを支えるお父さんの姿が垣間見えるように思われました。ご夫婦で子育てを助け合うことによって子どもの発達が促されるか否か興味があるところです。

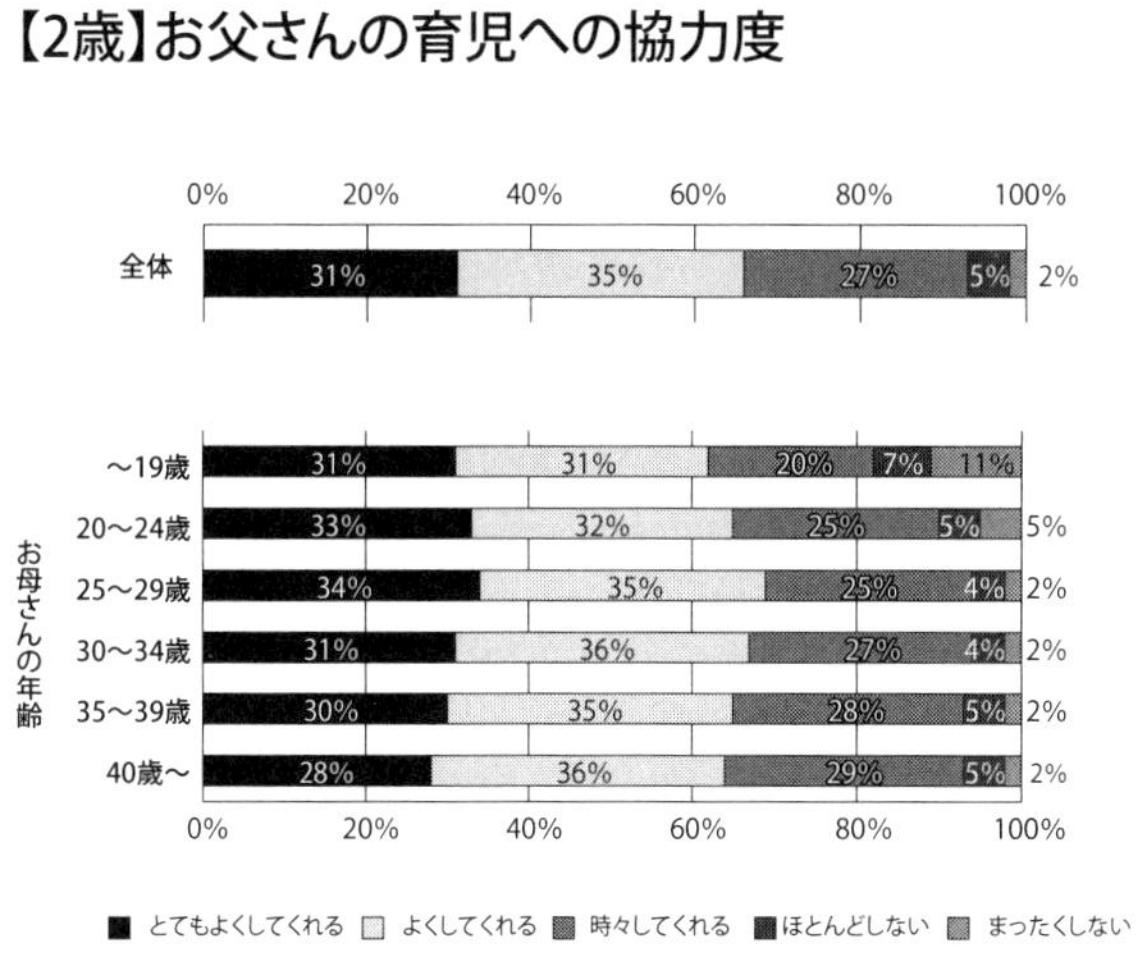

図3-9A　お父さんの育児への協力度
（エコチル調査だより　Vol.8 2015より改変）

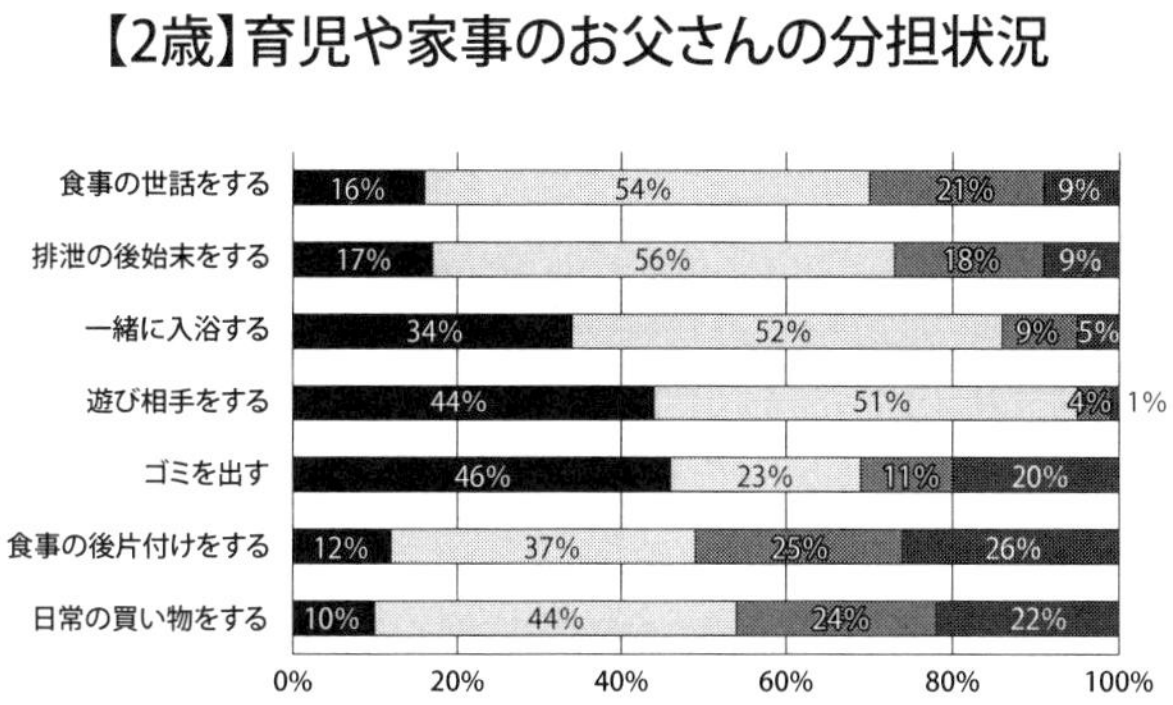

図3-9B　育児や家事のお父さんの分担状況
（エコチル調査だより　Vol.8 2015より改変）

【育児や家事のお父さんの分担状況】

それではエコチル世代のお父さんはどのような家事や育児を実際行っているのでしょうか？ 育児や家事に関しては、子どもの遊び相手や入浴、ゴミを出すことをいつも担当している割合が高くなっていました。それ以外の食事やその後片付け、子どもの排泄のお世話、入浴、日常の買い物など家事の中で最も大変な作業はほとんどお母さんが担っており、エコチル世代のお母さんの育児と家事の両立がハードワークになっていないか危惧されます。このような背景には様々な社会的要因が関係していると思われますが、エコチル調査を通してこのような社会的要因が少しでも改善されることを期待したいと思います。

【お父さんの育児や家事に対するお母さんの満足度】

それでは、最後にお母さんは全体としてお父さんの育児にどれほど満足しているので

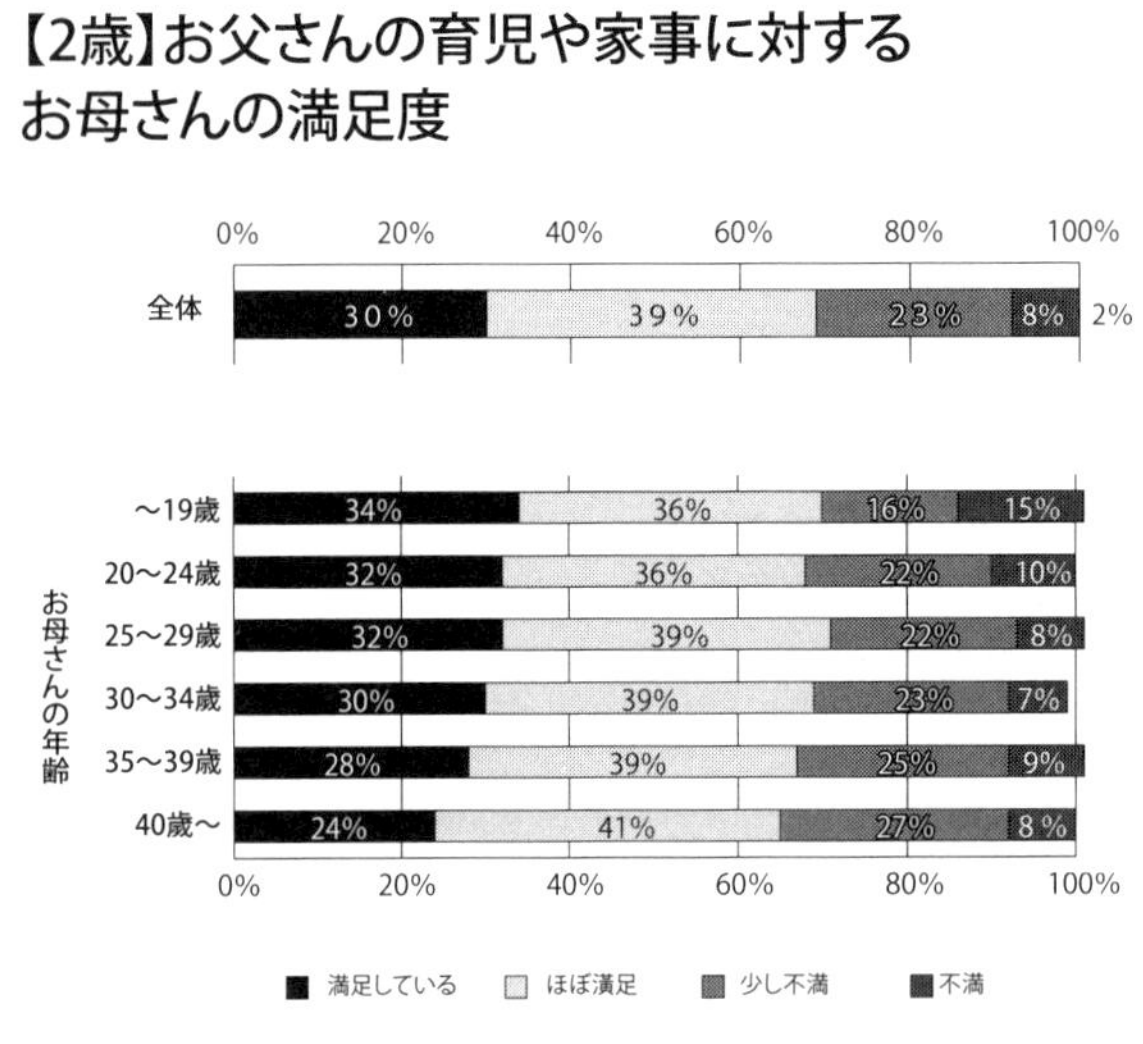

図3-10　お父さんの育児や家事に対するお母さんの満足度
（エコチル調査だより　Vol.8 2015より改変）

しょうか？ 全体では69％のお母さんが満足或いはほぼ満足しています。お父さんの育児や家事に対するお母さんの満足度も、協力度合いと同様、お母さんの年齢が若いほど不満の割合は高い傾向がありました。ただし、満足している割合もお母さんの年齢が若いほど高く、年齢が高いほどお父さんに期待するレベルも高くなるようで、そういうお父さんに過度なプレッシャーがかかってしまわないかと心配してしまいます。

子どもの食事について〜子どものアレルギー問題から考える〜

それでは、子どもの食事とアレルギー疾患に関わる研究調査結果を紹介します。最近ではアレルギーが関連する喘息や花粉症が増え、子どもでは食物アレルギーやアトピー性皮膚炎の増加が問題になっています。食物アレルギーと診断されたことがある子どもは、1歳までは7.0％、1歳6か月まででは11.7％、2歳まででは12.5％にのぼります。アレルギーの感作（体内に抗体ができ、アレルギー発症の準備ができること）や発症の予防は、エコチル調査の大きな関心事項であり、多くのお母さんやお父さんが興味を持っています。

【アレルギー関連食品を食べ始めた時期】

米、小麦、大豆、くだものは、1歳までには、ほとんどの子どもが食べていますが、ピーナッツやそばは、1歳までほとんど食べていませんでした（図3−11Ａ）。アレルギー反応を起こしやすい食品は食べ始めを遅らせた方が良いという情報が広く伝わっているように思われました。

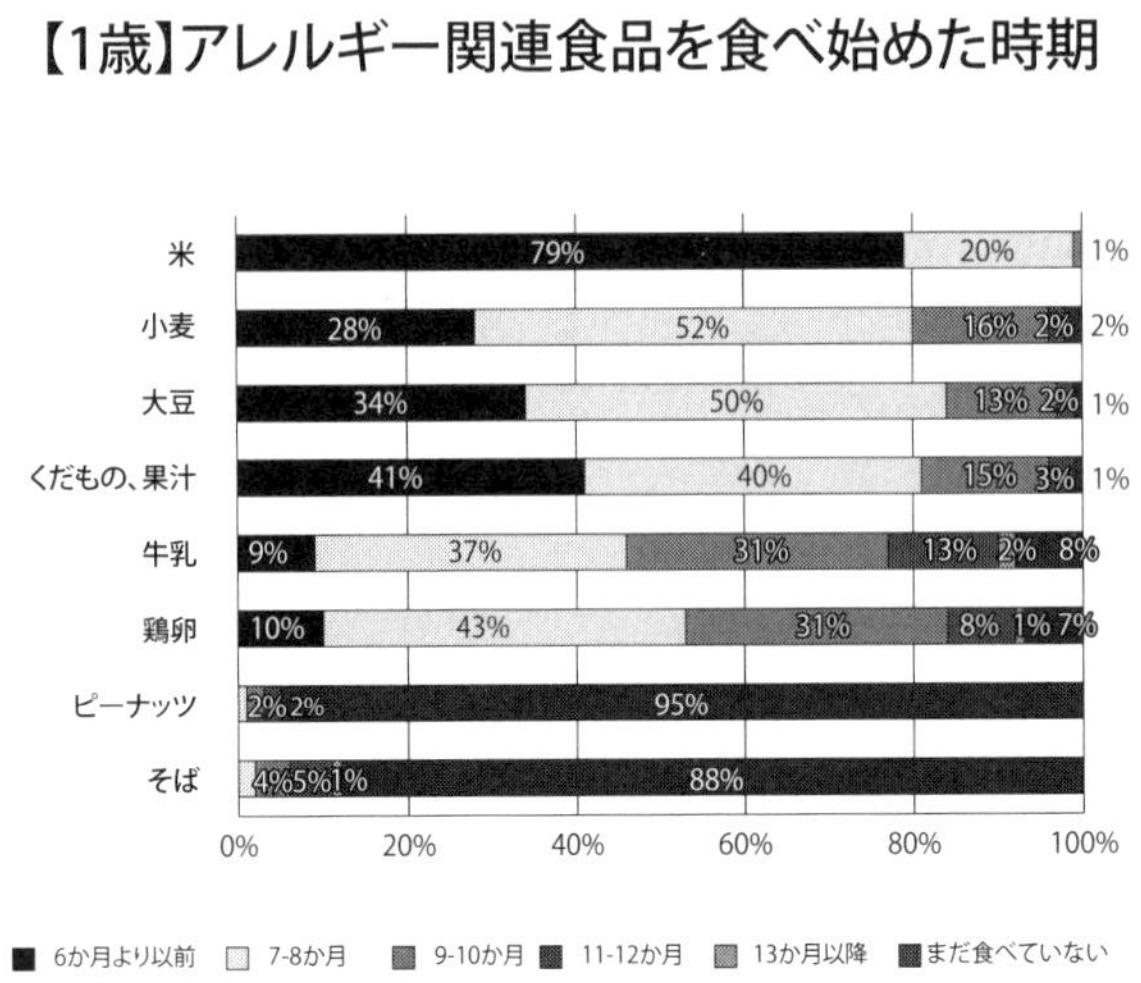

図3-11A　アレルギー関連食品を食べ始めた時期
（エコチル調査だより　Vol.8 2015より改変）

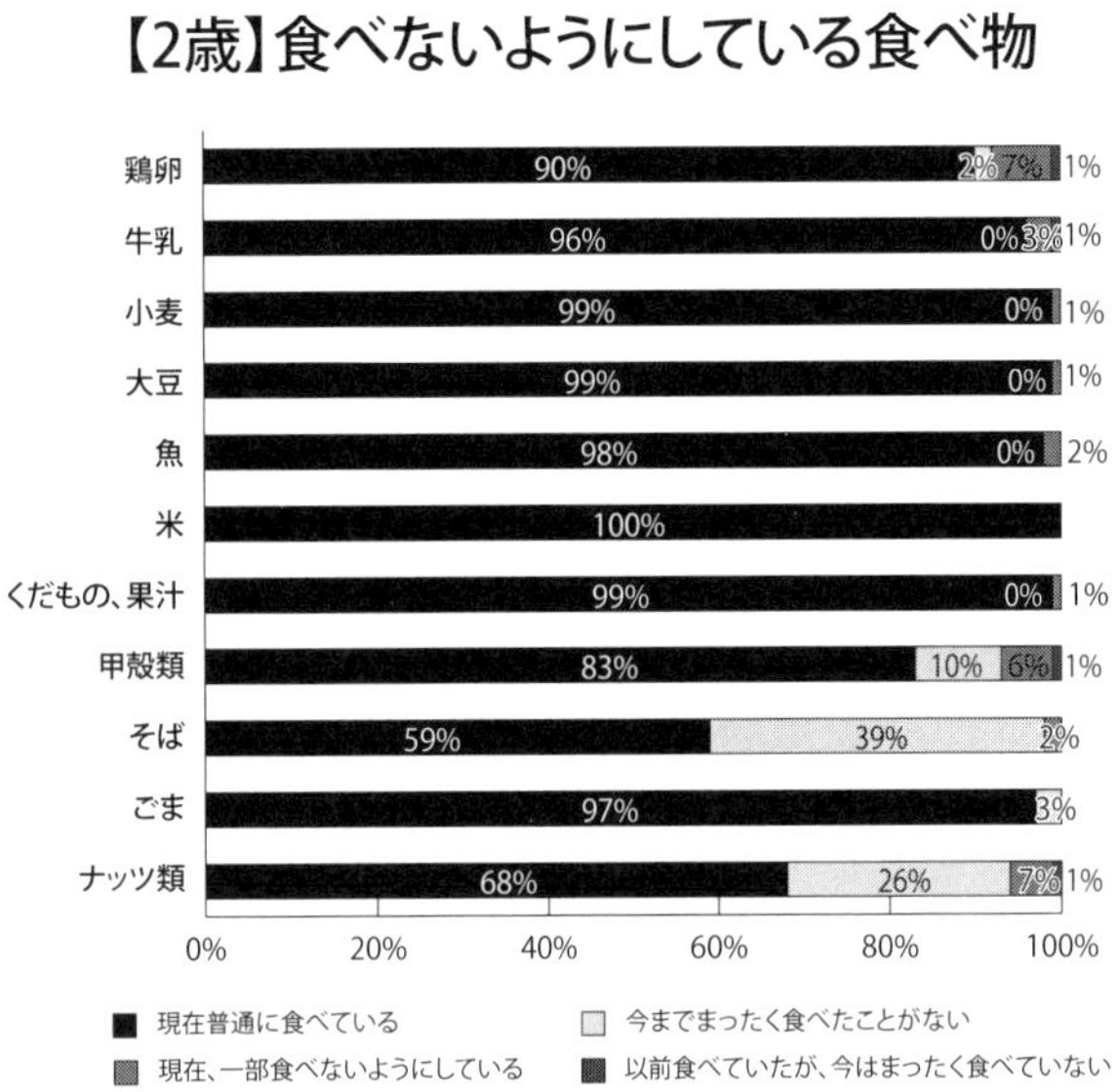

図3-11B　食べないようにしている食べ物
（エコチル調査だより　Vol.8 2015より改変）

【食べないようにしている食べ物】

2歳の時の回答をみても、えびやかになどの甲殻類、そば、ナッツ類などを食べないようにしている子どもが多く、ここでもアレルギーの原因になりやすいといわれる食品の食べ始めが遅い傾向がみられました（図3‐11B）。

【特定の食べ物を食べないようにしているか否か】

アレルギー対策で特定の食べ物を食べない子どもの中には、すでにアレルギー症状が出て、医師から避けるように指示を受けている子どもも含まれていますが、医師の指示がなくても避けているという人も21％おり、ほとんどの人はアレルギーが心配という理由でした。お母さんの年齢別の違いはあまりない様でした（図3‐12）。

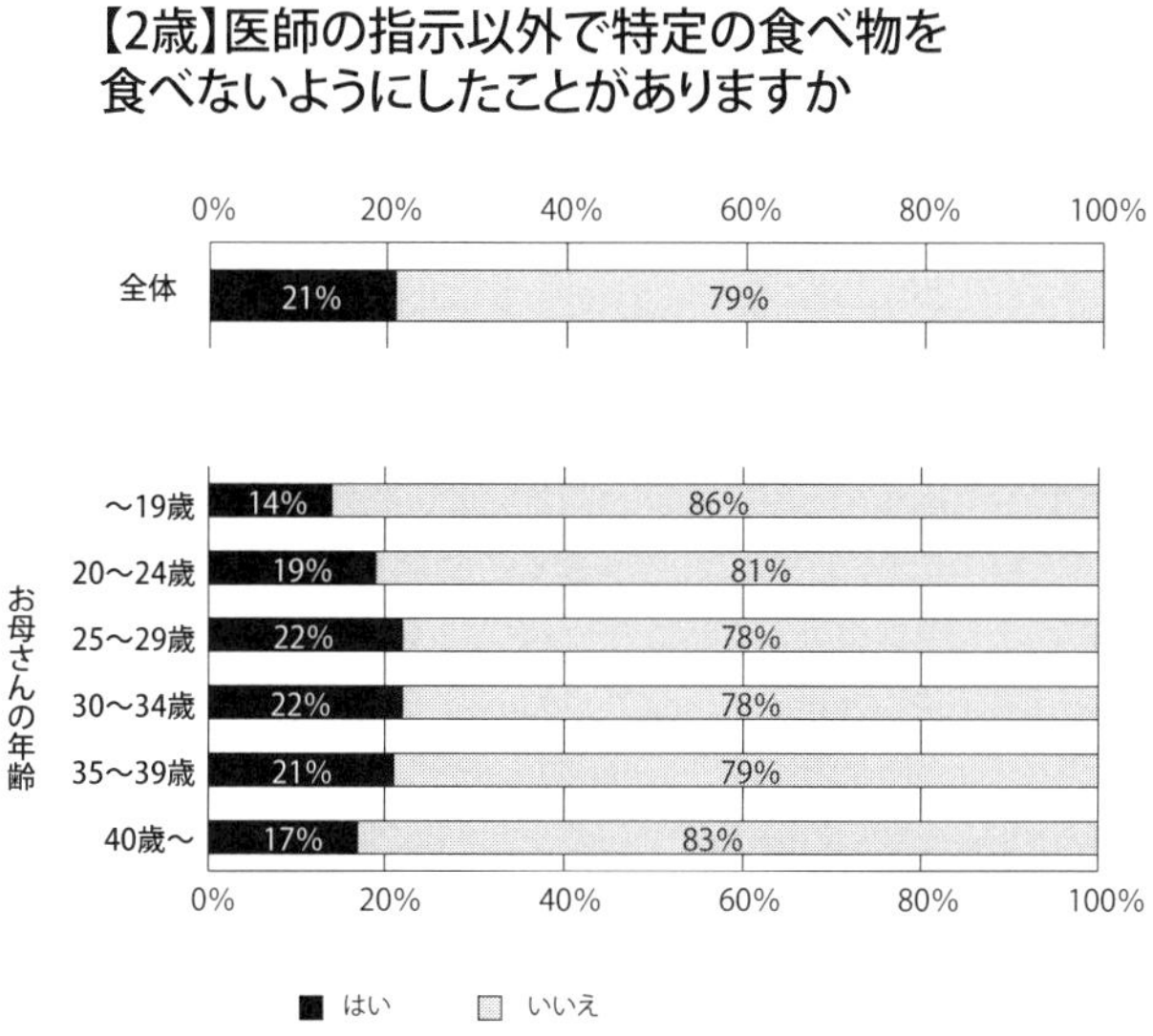

図3-12　特定の食べ物を食べないようにしているか否か
（エコチル調査だより　Vol.8 2015より改変）

【エコチル調査に期待すること】

エコチル世代のお母さんやお父さんには、食物アレルギーを起こしやすいものほど子どもには食べさせる時期を遅らせた方が良いという情報が広く伝わっているようです。どのような情報源なのかはわかりません。食べ始めの時期を遅くする（＝感作の時期を遅らせる）ことが子どものアレルギーになりにくくするのか、或いはその逆なのか？　子どもの年齢が上がってこれまで食べなかった食事をとることによって、軽症ではなく重篤なアレルギー反応が起こってしまわないのか？このようなことは食物の種類によって異なるのか？　子どもの食事とアレルギー疾患という非常に大事なテーマをエコチル調査で明らかにされることを大いに期待したいところです。

エコチル調査で分析された金属濃度について[1]

金属元素と病気と言った場合、多くの方が、戦後の高度成長期に発生した4大公害病である水俣病・新潟水俣病・イタイイタイ病などを想像するかもしれませんが、エコチル調査では、そのような過去に起こったような著しい公害を危惧している訳ではありません。エコチル調査では、発症率が極めて低い事象や、発症率が高い事象についても、低濃度でも影響を及ぼす化学物質の関与を十分に検出するために10万人規模のデータを集積しています。また、化学物質の毒性評価において、特にアレルギーや精神神経発達への影響や低濃度でもばく露による健康影響が評価されていない現状があります。ここでは、2万人の妊婦の血液中の金属濃度（水銀、鉛、カドミウム、マンガン、セレン）と関係する要因についての分析結果を紹介します。

水銀（Hg）

●血中水銀濃度44μg／l※を超える人はいなかった。

●過去の日本の研究報告と同程度の濃度であった。

●魚の摂取量と関係している可能性がある。

※食品安全委員会がメチル水銀の安全基準に相当する週間耐容摂取量を算定する際に、海外の文献を参考に有害影響が観察されないと考えた閾値

鉛（Pb）

●アメリカで定められている妊婦の血中濃度の基準を超える人は０・03％だった。

●日本の１９８０年代の研究結果と比べると、濃度が１／５～１／10に減少していた。

●血中鉛濃度を左右する大きな要因は、今回の調査で調べた限りは見つからなかった。

カドミウム（Cd）

●アメリカで定められている妊婦の血中濃度基準を超える人はいなかった。

●日本の１９８０年代の研究結果と比較すると、濃度が１／10に減少していた。

●血中カドミウム濃度は年齢と共に上昇し（排出に時間がかかるため）、喫煙とも関連している可能性があった。

マンガン（Mn）―必須元素（生命維持に欠かせない元素）―
●カナダやオーストラリアの報告と同じ程度の濃度。韓国や台湾よりは低かった。
●妊娠週数が進むほど血中マンガン濃度が高い可能性がある。
●関係する環境要因は発見できなかった。
セレン（Se）―必須元素―
●アメリカで定められている妊婦の血中濃度の基準を超える人はいなかった。
●魚の摂取量、血液中のたんぱく質濃度とリン脂質濃度、血清葉酸値と関係している可能性があった。

このように、上記の金属元素についてエコチル世代の妊婦に深刻なばく露は発生していないようです。しかしながら、わずかなばく露でも感受性の強い胎児や小児には問題が起こるかもしれません。例えば日本は漁業国であり、みんな魚をたくさん食べます。食物連鎖の上位にある大きな魚（マグロなど）を多く食べると水銀摂取が多くなります。妊婦の水銀過剰摂取によって胎児の神経管開存症という子どもに重大なハンディーキャップを起こす病気の頻度が増加することが知られています。みんなが魚をたくさん食べる漁業国日本において、現在の環境基準以下の水銀ばく露でも胎児の神経管開存症などの病気が増えるのかは重要な問題であり、今後、エコチル調査の研究成果報告が待ち遠しい限りです。

5．おわりに

エコチル調査の成り立ち・調査の目的・調査内容・公表されている調査結果について「子どもの健康と環境に関する全国調査（エコチル調査）成果紹介パンフレット」や「エコチル調査だより」を用いて述べてきました。エコチル調査は現代の子育て環境の諸問題について非常に幅広く知ることのできる重要な研究調査です。この調査は、戦後、重化学工業化が急激に進んだ高度成長期に発生した4大公害病である水俣病・新潟水俣病・イタイイタイ病などのけた外れの環境問題について調べる研究調査ではなく、公衆衛生が発達した現代においても考えていかなければならないような高いレベルの「子どもの健康と環境について考える研究調査」です。

著者自身、27年間、産科医として周産期医療にたずさわってきました。しかしながら、さまざま環境因子（化学物質、金属元素、栄養素など）が妊娠・胎児・生まれた子どもにどのような影響を与えるのか分かっていないことばかりで、産科医として妊婦さんの質問に正確に答えることができないことの無力さを感じていました。「子どもの健康と環境に関する全国調査（エコチル調査）成果紹介パンフレット」にも述べられているように、今後、妊娠中の魚摂取の問題（水銀曝露に関連して）、栄養摂取の問題、アルコールやカフェイン摂取についての問題、金属元素曝露についての問題、様々な化学物質曝露についての問題、医薬品使用についての問題、運動や睡眠についての問題、生まれた子どものアレルギー発症に関わる問題など、現代人にとって重要な健康問題が解決されていく可能性があります。

エコチル調査の研究成果によって、我が国がさらに安心して出産し子育てができる国になることを期待しています。今後のエコチル調査の研究成果を見守っていきたいと思います（https://www.env.go.jp/chemi/ceh/）。

第2節　乳幼児・学童期における健康づくり

第1項　運動の側面

1．乳幼児期における運動・遊びの役割

子どもの運動発達

ヒトの運動発達は胎児期に始まります。胎児期から新生児期は自発運動と原始反射が主に行われますが、生後数か月でこれらが消失し、随意運動が始まるようになります。随意運動が始まり生後2歳頃までに直立二足歩行を中心とする姿勢・移動運動と、物をつかんだり放したり、操作したりするなどの把握・操作運動を習得することになります。把握・操作運動は経験によって獲得される運動であり、これらの把握、操作運動は様々な運動の基礎となるだけでなく、食事や着替えなど基本的生活習慣の形成とも密接に関連しています。

2～7歳頃の幼児期は姿勢制御運動、移動運動、操作運動を習得するのに重要な時期となります。この時期の運動発達は、基礎的運動パターンの量的獲得と質的変容の過程に分類されます。基礎的運

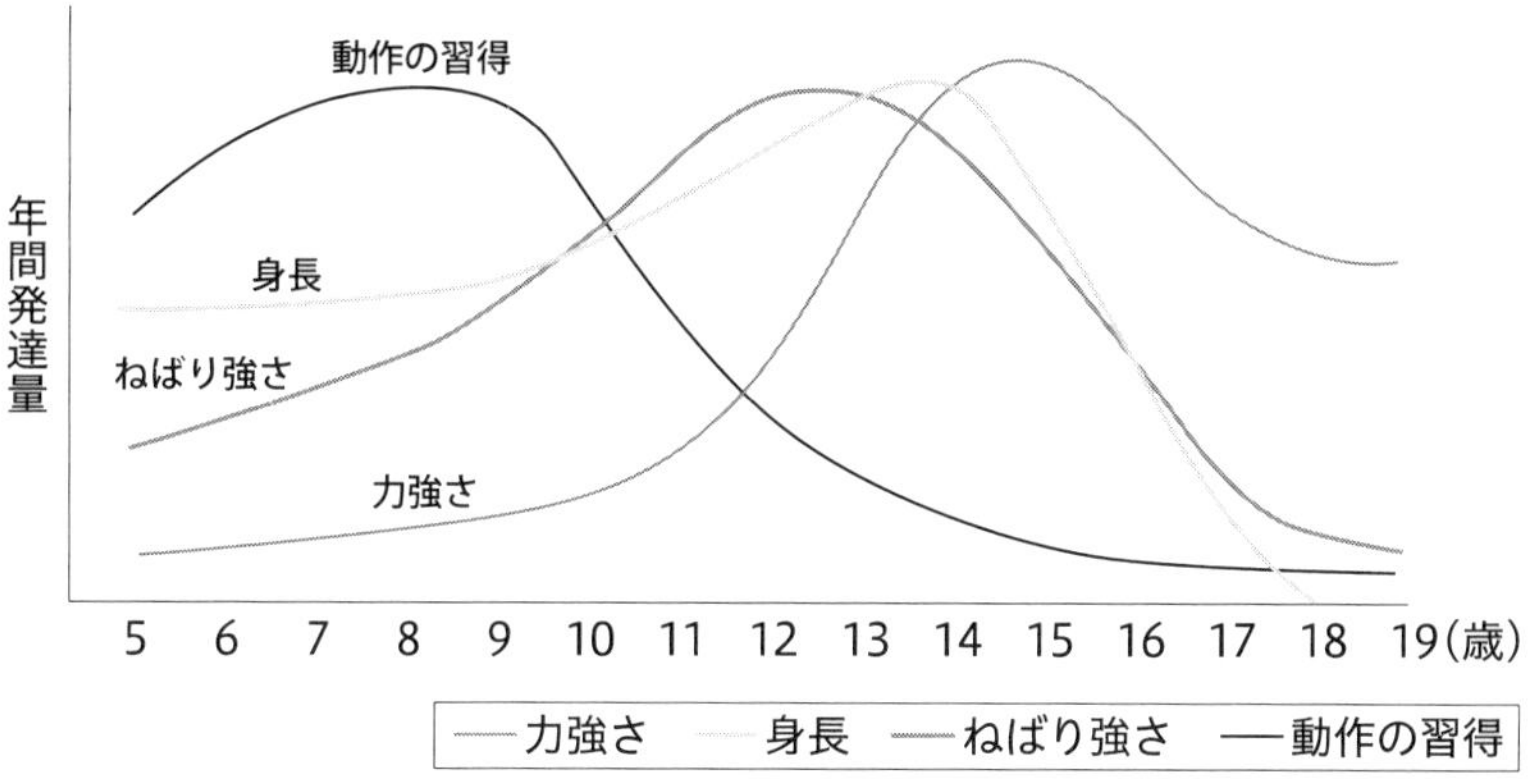

図3-13　乳幼児期以降の体格・運動発達の特徴[3]

動パターンは、観察可能な基本的な姿勢制御、移動、操作運動であり、体の2部位以上の運動パターンの組み合わせによって構成されており、回る、走る、投げるなどがその例となります。基礎的運動パターンの量的獲得は運動パターンの種類をたくさん身につけて運動のレパートリーを拡大することであり、幼児期には成人と同程度の80種以上にも及ぶ多様なレパートリーを獲得するといわれています。また、基礎的運動パターンの質的変容は、それぞれの運動パターンにおける「ぎこちなさ」や無駄がなくなり質的な改善、洗練化が図られるようになります。「歩く」であれば、乳幼児期の歩き始めにみられる不安定でぎこちない「歩く」から、7歳頃には成人と同等の歩行パターンを獲得するようになります。[1] 5歳過ぎ頃には、これらの運動パターンをいくつか組み合わせた「運動の組み合わせ」が見られるようになります。例えば、サッカーやバスケットボールなどでのドリブルは、ボールを「蹴る」「つく」と「走る」等の動作を同時遂行していることになります。[2]

基礎的な運動段階を経て、およそ7歳頃以降は専門的な運動段階として、日常生活やレクリエーション、スポーツ場面など様々な場面に効果的な運動パターンへと分化し応用されます。多様な基礎的運動パターンを獲得することは、運動組み合わせの可能性を広げ、その場の状況に応じたより複雑な動きの遂行を可能にすることに繋がります（図3－13）。[3]

乳幼児における運動遊びの重要性

「運動」といっても幼児期の運動は「競技スポーツ」とは異なり、この時期に必要となるのが「運動遊び」です。幼児期における運動遊びは、身体を動かすこと自体が楽しみであり、その結果として体格や運動機能の発育発達などの身体的発達に貢献すると考えられています。特に幼児期においては、脳・神経系が急速に発達するため、この時期には見る、聞く、触れて感じるなど様々な感覚を働かせたり、手や足をはじめとする多くの運動器を動かしたりしながら、身体のバランスをとって運動する、様々な方向に移動する、用具などの動きにタイミングよく反応する、力の入れ具合を調整するなど基本的な動きを習得することに適しています。この神経系の発育が著しい時期を見逃さず、子どもたちにとってできるだけ望ましい刺激を与える環境を準備していくことが重要です。子どもの発育発達にとって運動遊びは、単に脳を刺激するばかりでなく、感情をコントロールする部分までも活性化することに繋がります。つまり、幼児期では十分に楽しく運動遊びを行うことは、成長する力を支える「健やかな体」「豊かな心」を育んでいく上での基盤となるものであるといえます。

2. 学童期以降における健康づくりと運動の必要性

学童期以降の発育発達

学童期から思春期は心身の発達が最も顕著な時期であり、子どもから大人へ移行する過渡期ともいえます。身長や体重は、学童期前半（小学3～4年生頃）は幼児期に引き続き穏やかに発達し、学童期後半（小学4～6年生頃）から中学生期にかけて、身長、体重ともに急速な発育を示すようになります。学童期には男女間による発育の差が認められるようになり、身長の伸びでは女児は小学校高学年に、男児では中学生期にピークをむかえ、その後も発育を続け、高校生期にかけてほぼ成人の身長水準に達するといわれています。身長の発育が盛んな時期には、成長ホルモンの分泌も盛んとなり、身体諸器官の発達を促すようになります。それに伴い、第二次性徴や性成熟にかかわる性ホルモンの分泌の増加も心身の発達に大きな影響を及ぼすようになります。学童期以降は体力・運動能力が最も発達し、運動実施の効果も大きくなります。特に中学生期は、有酸素性作業能の指標である最大酸素摂取量の増加が男女ともに顕著となり、この増加には運動習慣の影響が強く反映されます。体肢組成の変化では、中学生期において姿勢保持や持久的運動で主動的な役割を果たす遅筋線維の発達に加え、強い瞬発的なパワー発揮にかかわる速筋線維の発達も顕著となり、素早く力強い動きをする能力が高まる時期でもあります。そのため男子では高校生期にかけて、筋力・筋パワー（瞬発力）の発揮能力が高まります。

学童期における体力・運動能力の実際

近年、我が国は経済や科学技術の飛躍的な発展に伴い、豊かで便利な生活がおくれるようになってきました。また、都市化や少子高齢化の進展にあわせて、社会環境や国民の生活様式は大きく変化し、価値観も多様化しています。このような社会変化のなか、近年では子どもの体力が長期的に低下傾向にあります。文部科学省が1964年から行っている「体力・運動能力調査」によると、1985年ごろを境に子どもの「走る力」「投げる力」「握力」などは、全年代において長期的に低下の一途をたどっており、親の世代にあたる30歳代以降の大人が子どもだった頃と比較して体力が著しく低下しているといわれています。スポーツ庁が小学5年生と中学2年生の男女を対象に例年実施している「全国体力・運動能力、運動習慣等調査」[4]では、2020年より流行した新型コロナウイルス感染症拡大の影響を受け、2020年以降は急激に低下していますが、コロナ禍以前と比べても2022年度の「体力合計点」は男女ともに2019年度を下回っており、8種目の体力・運動能力のうち長座体前屈を除く全ての種目において低下傾向を示しています（図3-14、3-15）。学校での活動が制限されて体育の授業以外での体力向上の取り組みが減少したこと、また朝食欠食や睡眠不足、スクリーンタイム（スマートフォンの視聴やゲームをする時間）の増加に伴って外で体を動かす時間が減少していること、肥満傾向児の増加などが、その要因として指摘されています。また、学校の朝礼中に倒れる子ども、机に突っ伏すなど教室できちんと席に座っていることができない子ども、常に疲労感を訴える子どもなど、必ずしも数値には表れない以前と異なる子どもが数多く見られるようになってきています。現在、生活全体が便利になるとともに、日常生活をおくるうえで必要とされる様々な労力が軽減されるようになってきており、ただ生活するためだけであれば、必ずしも高い体力水準や多くの運動量を必要としない世の中になってきています。現代社会におけるスクリーンタイムの増加やコロナ禍の影響により、社会全体として運動をしないまたは運動の時間が減少したままの生活習慣が定着してしまう可能性があり、今後も子どもの運動不足や低体力は深刻化することが予想されます。子どもの体力は発育発達・成長を支え、個人が生涯にわたって充実した生活を送り、明るく活力のある社会を維持形成していく基礎的能力です。しかし、現実には子どもの体力は低下傾向を続けており、子ども達の健康への悪影響、活気・活力の低下などが今後の社会問題に繋がることが懸念されます。体力は人間の発達・成長を支え、創造的な活動をするために重要な要因であることから、将来を担う子ども達の体力を維持・向上させていくことは、我が国の将来の発展のためにも喫緊の課題であると考えられます。従って、日頃から学校や家庭で運動やスポーツをすることの大切さを伝え、運動習慣の定着を図るためにも、楽しみながら運動ができるような工夫をすることが必要であると考えられます。

学童期の運動経験が成人期の体力水準、身体活動状況を左右する

近年、学童期の運動経験は、成人期以降の体力水準あるいは身体活動状況に影響を及ぼす可能性があることが指摘されています。すなわち、学童期の運動・スポーツ活動の重要性を十分に理解し、子ども達が積極的に身体を動かすことのできる環境あるいは政策の支援がこれまで以上に必要となりま

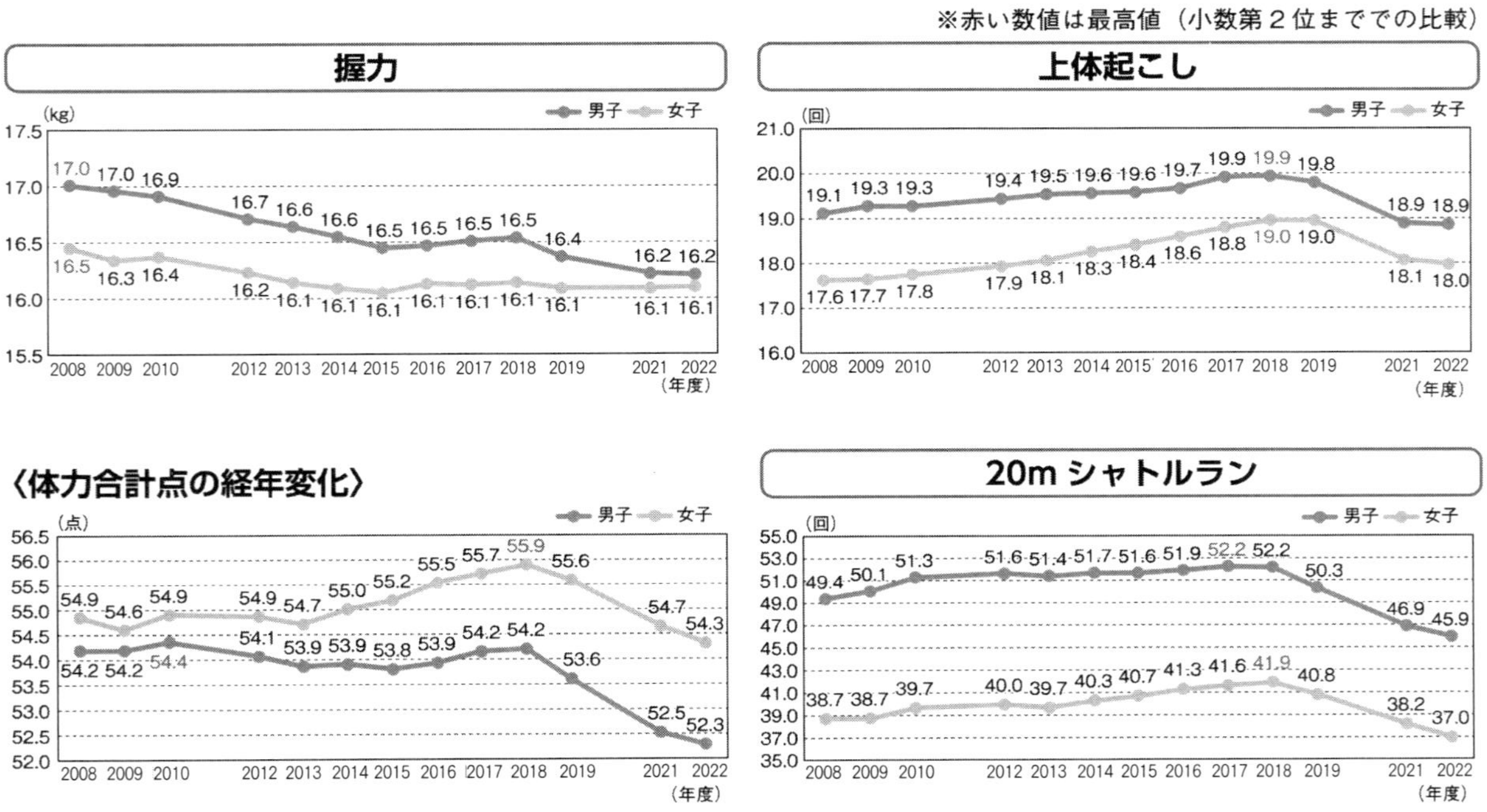

図 3-14　我が国の全国体力・運動能力、運動習慣等調査の結果（小学5年生）[4]
2020年より流行した新型コロナウイルス感染症拡大に伴い、2020年以降は急激な低下を認めているが、コロナ禍以前と比べても2022年度の「体力合計点」は男女ともに2019年度を下回っている。

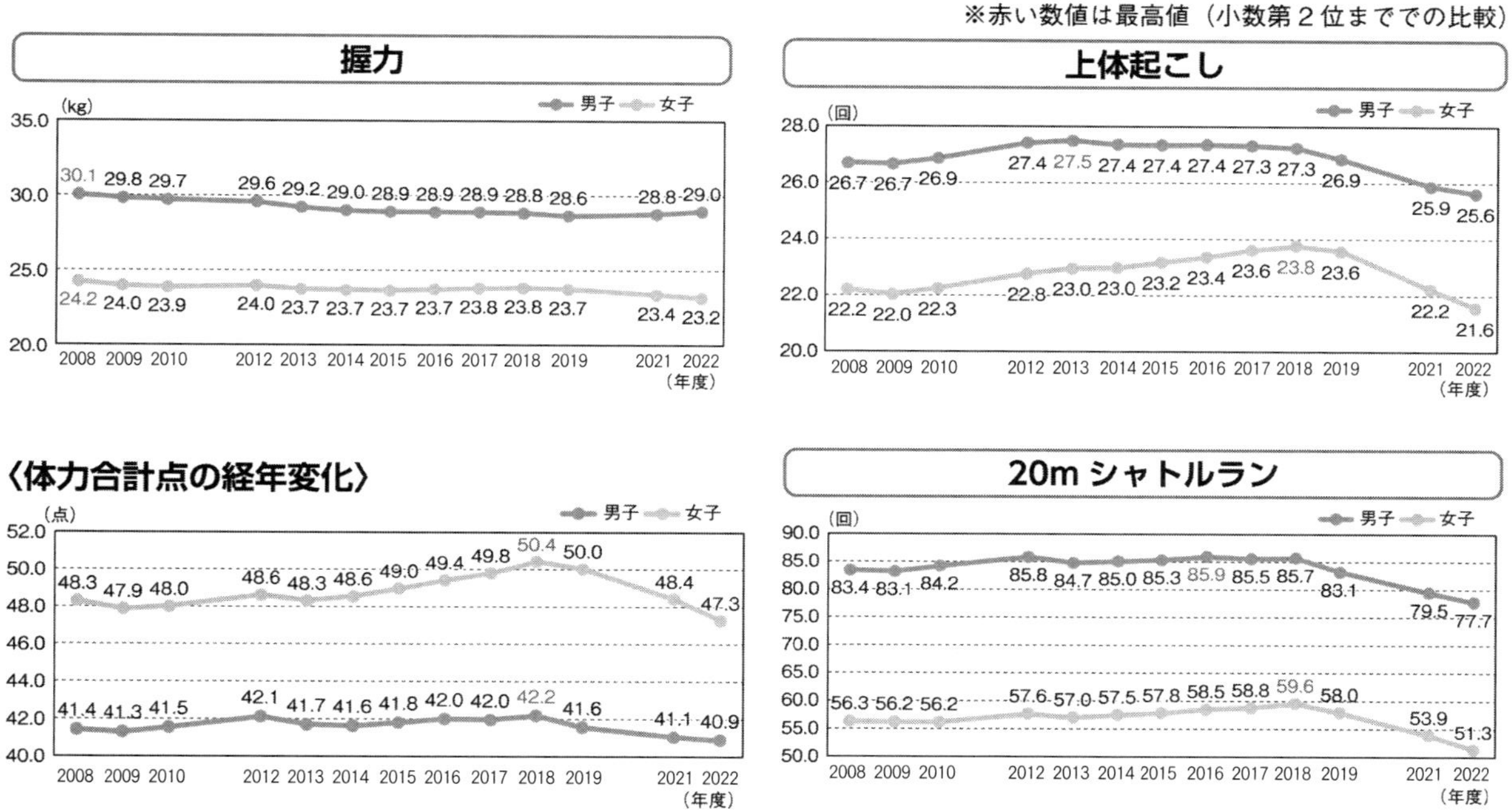

図3-15　我が国の全国体力・運動能力、運動習慣等調査の結果（中学2年生）[4]

2020年より流行した新型コロナウイルス感染症拡大に伴い、2020年以降は急激な低下を認めているが、コロナ禍以前と比べても2022年度の「体力合計点」は男女ともに2019年度を下回っている。

す。国民健康栄養調査の報告では、我が国の成人における運動習慣を有するもの（厚生労働省では、1回30分以上の汗をかく程度の運動を少なくとも週2回以上、1年以上継続しているものを「運動習慣あり」と定義）の割合は男性で33・4％、女性で25・1％と低い水準で推移しています。最近では、成人期の運動習慣を含めた身体活動量は過去の経験（運動習慣やスポーツイベント等への参加）の影響を受け、そのような幼少期の運動経験等が成人期以降の身体活動状況を左右することが明らかにされています。Tammelinら[5]は、14歳時のスポーツの実施状況（1週あたりの実施頻度）が31歳時点での身体活動状況を決定する要因となることを報告しています。スポーツ庁の「全国体力・運動能力、運動習慣等調査」[4]では、2022年度における我が国の児童（小学5年生と中学2年生）の運動実施状況は、1週間の総運動時間が60分（1日10分弱）にも満たない児童が男児で8.8％（小学5年生）および8.1％（中学2年生）、女児では14・6％（小学5年生）および18・1％（中学2年生）におよぶと報告しています。さらに、東京都が実施している児童の生活・運動習慣等調査による1日あたりの平均的な運動実施時間は、男女ともに学年が進行するに伴い長くなる傾向にありますが、運動・スポーツ活動を多く実施する児童とそうでない児童の二極化が進んでいることも指摘されています。この二極化の原因として、児童の運動やスポーツあるいは体育授業への意欲や態度がその要因の一つだと考えられています。東京都教育委員会の調査[6]では、「運動やスポーツをすることは好きですか」という質問に対して、男児では「ややきらい」もしくは「きらい」と答えた児童の割合が小学5年生で8.3％であったのに対し、中学2年生で11・9％、高校2年生で13・2％と学年が高くなるに従い増加しています。女児ではさらに顕著な増加傾向がみられ、「運動やスポーツをもっとしたいと思いますか」や「体育授業は楽しいと思いますか」の質問において、「ややきらい」もしくは「きらい」と答えた児童の割合が小学5年生では13・7％、中学2年生では22・5％、高校2年生でそれぞれ22・7％と高い割合となっています。このように、成人期に運動やスポーツの習慣を定着させるための土台づくりは、学童期というよりもむしろ乳幼児期にあり、身体を動かすことの喜びや楽しみを存分に味わえる実施環境の構築や整備を行うことが極めて重要であるかもしれません。

肥満傾向児の増加と生活習慣病の若年化

WHOの国際肥満特別委員会（International Obesity Task Force; IOTF）[7]では、欧米の子どもの肥満の出現率は過去30年間に3倍に増加していると報告しています。文部科学省の「学校保健統計調査」[8]でも、我が国の肥満傾向児は1975年の調査開始以降、男女ともに増加傾向を示し、特に男児では各年齢層ともおよそ2倍から3倍に増加しており、小学6年生時の男児の肥満傾向児の割合は10％を超えています（図3-16）。過去10年間の肥満傾向児の割合は横ばいであるものの、肥満度50％以上の高度肥満児は依然として増加の一途を辿っており、学童期の肥満対策は喫緊の課題ともいえます。2007年には小児期のメタボリックシンドロームの診断基準も策定され、小児期からのメタボリックシンドローム対策の必要性も指摘されています。子どもの肥満のほとんどは単純性肥満（原発性肥満）であり、摂取エネルギーが消費エネルギーを上回っているために生じるものです。つまり、子ど

2008 2009 2010 2012 2013 2014 2015 2016 2017 2018 2019 2021

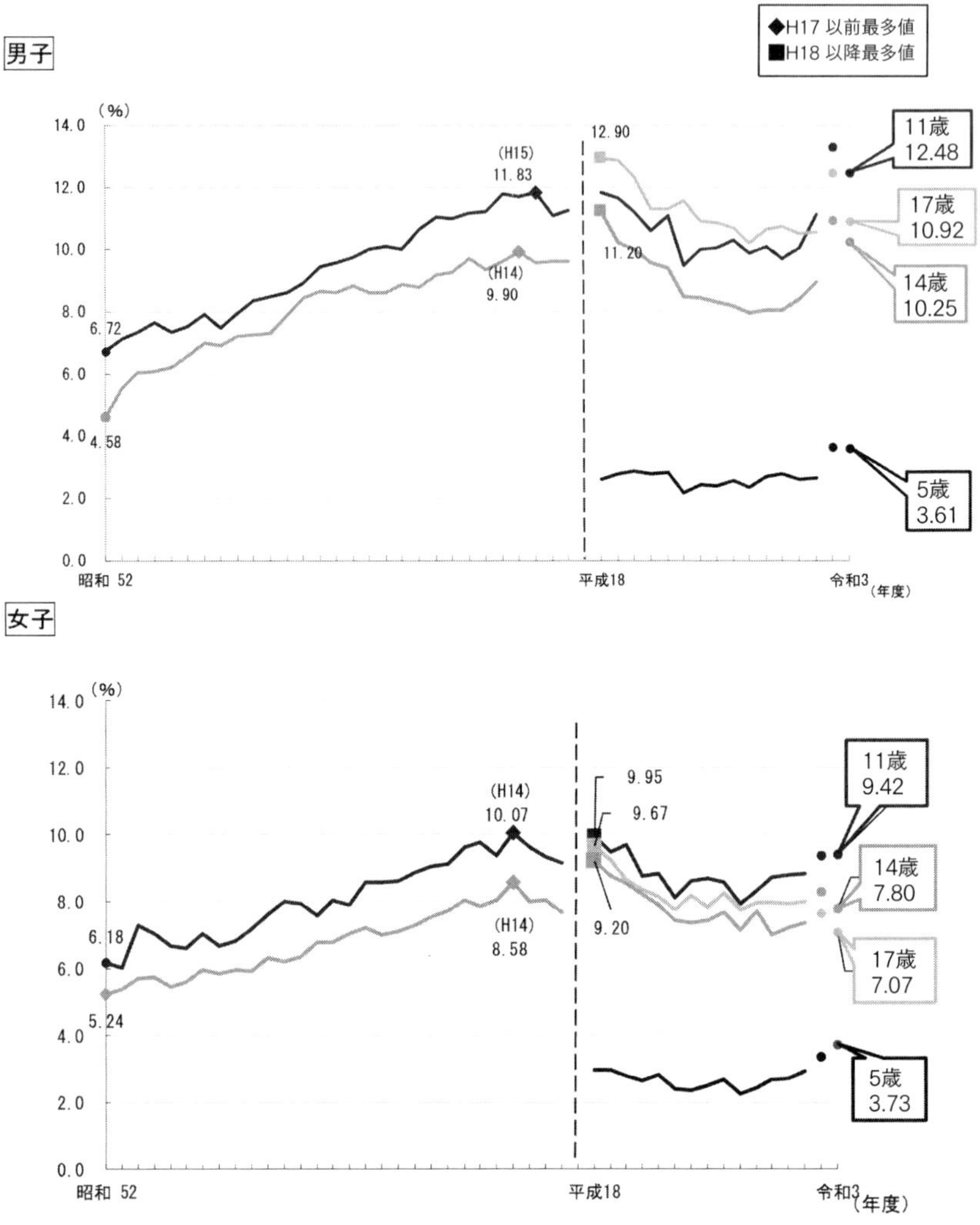

図3-16　我が国の肥満傾向児の割合の推移[8]

男女ともに肥満傾向児の割合は増加し、特に男子では各年齢層ともおよそ2倍から3倍に増加している。

注）平成18（2006）年から肥満・痩身傾向児の算出方法を変更しているため、平成17（2005）年までの数値とは単純な比較はできない。

もの肥満も成人と同様に、食事やおやつ、ジュースなどの過剰摂取、食事内容のバランスの悪さ、さらに運動不足などによって引き起こされるものがほとんどです。身体活動と肥満傾向児に関する横断的・縦断的なレビュー[9]では、身体活動の多い子どもには肥満傾向児が少なく、30～60分の中等度強度の運動・身体活動を1週に3～7回実施することで肥満傾向児の体脂肪や内臓脂肪が減少することが示されています。また、1年間あたりの身体活動量が多い児童は、身体活動量が少ない児童に比べて体脂肪率や皮下脂肪量、BMI、ウエスト／ヒップ囲、総エネルギー摂取量に対する脂質のエネルギー比が低く、体力・運動能力も高いことが明らかにされています。学童期に身体活動量が低く、最大酸素摂取量が低い子どもは、思春期において正常値の子どもの5～6倍もメタボリックシンドロームの発症リスクが増大することも報告されています[10]。さらに、肥満傾向児には、血圧や血液生化学検査の結果が基準値より高値を示す割合が高く、高血圧や脂質異常症、2型糖尿病などの生活習慣病の予備軍が数多く存在することが明らかにされています。これまでの多くの研究結果から、肥満傾向児の約70％が成人期の肥満に移行し、将来の虚血性心疾患や高血圧、脂質異常症、2型糖尿病などの生活習慣病発症リスクが増大することが指摘されています[11]。これらの結果は、子どもの頃に生活習慣病を発症すると、おのずと罹病期間も長くなることから、成人後に合併症を引き起こす頻度も高くなる傾向になるためであると考えられています。従って、子どもの肥満対策は将来の生活習慣病発症リスク軽減のためにも重要であり、できるだけ早いうちに運動と食事を中心とした生活習慣の是正を行うことが必要です。

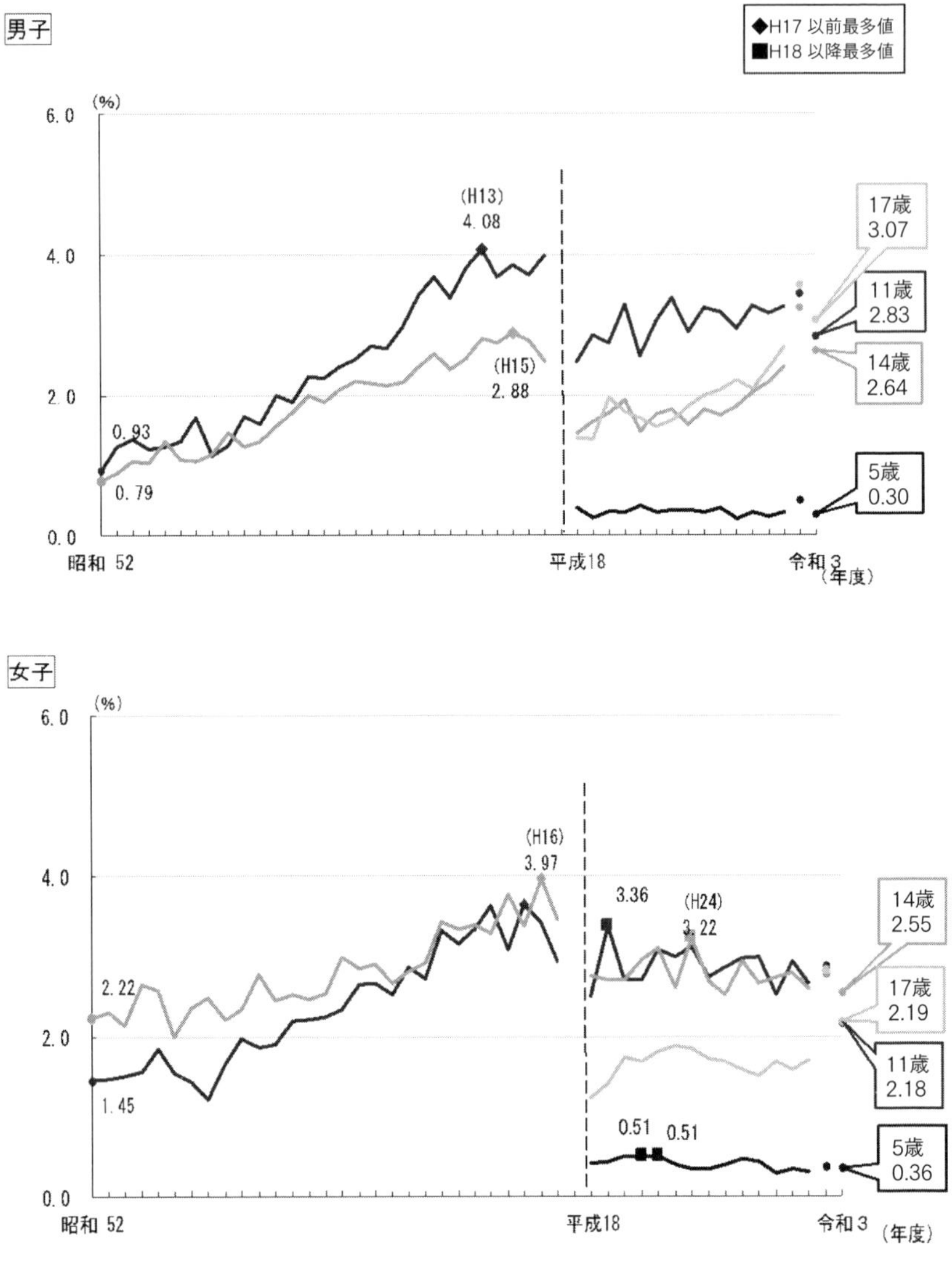

図3-17　我が国の痩身傾向児の割合の推移[8]

痩身傾向児は肥満傾向児に比べて割合は低いものの、過去10年で増加傾向を示している。

注）平成18（2006）年から肥満・痩身傾向児の算出方法を変更しているため、平成17（2005）年までの数値とは単純な比較はできない。

痩身傾向児の健康問題

近年、肥満傾向児と同時に痩身傾向児の問題も深刻化しており、低体重は貧血や月経異常、摂食障害などを引き起こすほか、不妊や骨粗鬆症のリスクを高めるなどの将来の健康影響についても懸念されています。2021年度における文部科学省の「学校保健統計調査」[8]では、痩身傾向児の割合は男児では9歳以上の各年齢で1.4～4.0％、女児では9歳以上の各年齢で1.7～3.6％であり、肥満傾向児に比べて低いものの過去10年で増加傾向を示し、今後もさらに増加の一途を辿ることが予想されています（図3-17）。肥満傾向児と痩身傾向児は対極にある体型ではありますが、痩身傾向児も全身倦怠感や易疲労性、成長障害などを引き起こし、様々な疾病の罹患率や死亡リスクも高まることが知られています。[12] 痩身傾向児は、標準体重児に比べてテレビの視聴時間が長く、咀嚼数が少ない、不健康な減量経験があることが報告されています。[13] 痩身となる原因は様々であり、特定することは困難ですが、特に女児を中心に不健康な減量に伴う月経異常や便秘、苛々するといった不安定な精神状況が自覚症状として現れる事例が数多く見受けられます。近年、やせていることを美しいとする社会的風潮によって、若年女性が理想とする体型（ボディイメージ）はますます痩身傾向にあると言っても過言ではありません。その結果、肥満への恐怖心から不必要な減量行為を起こすことが危惧されています。その背景には、自分の体型に対する過大評価と体重減少への強い願望があると考えられています。痩身児においても、望ましくない生活習慣が低体重を助長させ、子どもの健康的な成長を阻害する可能性が高いです。学童期の体型は成人期に移行しやすいため、健康を維持する上で望ましい体型を生涯にわたり維持するためには、学童期から規則正しい生活習慣をおくると同時に、成長と体型に関する正しい知識を得ておくことが必要であると考えられます。

3. 人生100年時代における健康は乳幼児期の健康づくりから

近年の社会環境や生活様式の変化に伴い、子どもの生活習慣も大きく様変わりしています。食生活では朝食欠食、間食や夜食の摂取頻度の増加、総エネルギー摂取量に対する動物性脂肪の摂取割合の増加、運動・スポーツ活動では学校以外で運動をする児童の割合が減少傾向にあり、不活動な児童が明らかに増加しています。また、塾通いや長時間のテレビ視聴、スマートフォン利用による夜型生活、睡眠不足の子どもを増加させています。このような社会環境や生活様式の変化に伴い、現代社会では肥満傾向児をはじめとする生活習慣病の若年化を招いていると考えられます。健康づくりは成人になってから始めるものではなく、子どもの頃から始まっているといっても過言ではありません。子どもの健康問題の基盤は乳幼児期にあり、運動好きで活発な児童に成長させるためには、乳幼児期にたくさん身体を使って遊ばせることが必要です。睡眠習慣に焦点をあてた研究では、3歳時に早寝であった子どもは小学4年時も早寝の傾向にあり、反対に3歳時に遅寝の子どもは小学4年生時も遅寝の傾向にあることが報告されています。[14] 3歳の頃の生活習慣はその後も継続されやすいため、乳幼児期から規則正しい生活習慣を形成することが健康の保持・増進にとって極めて重要です。乳幼児の身体活動を増やすためには、テレビゲームやスマートフォン利用などの非活動的な遊びの時間をできるだけ短くし、身体を活発に動かす楽しさを体験させることが有効です。子供の生活習慣は周囲の社会環境の影響を大きく受けるため、子どもが規則正しい生活習慣を形成するためには乳幼児期からの家族や社会の協力が必要不可欠となります。「三つ子の魂百まで」といわれるように、人生１００年時代を迎えた今日、１００歳時の健康は乳幼児期から始まっていると言えるでしょう。

第2項　食育の側面

1. 日本の食育推進施策における乳幼児・学童期の位置づけ

日本の食育推進施策の根幹として、「食育基本法」があります。この法律は、食育に関する基本理念を定めており、国や地方自治体が行うべき事項を明らかにするとともに、食育に関する施策の基本事項を定め、食育を総合的かつ計画的に推進することを目的にしています。

食育基本法第16条では、食育推進基本計画を作成することが定められており、２０２１年には第4次食育推進基本計画が決定され、食育推進に当たっての基本的な方針や目標が掲げられました（図3-18）。[1] 重点事項として①生涯を通じた心身の健康を支える食育の推進（国民の健康の視点）、②持続可能な食を支える食育の推進（社会・環境・文化の視点）、③「新たな日常」やデジタル化に対応した食育の推進（横断的な視点）の3つの視点を掲げ、SDGsの観点から相互に連携して総合的に推進していくこととしています。また、農林水産省では「食育ピクトグラム」を作成し、食育の取り組み

基本的な方針(重点事項)

<重点事項> 国民の健康の視点
生涯を通じた心身の健康を支える食育の推進

連携

<重点事項> 社会・環境・文化の視点
持続可能な食を支える食育の推進

<横断的な重点事項> 「新たな日常」やデジタル化に対応した食育の推進 横断的な視点

・これらをSDGsの観点から相互に連携して総合的に推進

食育推進の目標

・栄養バランスに配慮した食生活の実践
・産地や生産者への意識
・学校給食での地場産物を活用した取組等の増加
・環境に配慮した農林水産物・食品の選択 等

推進する内容

1．家庭における食育の推進：
・乳幼児期からの基本的な生活習慣の形成
・在宅時間を活用した食育の推進

2．学校、保育所等における食育の推進：
・栄養教諭の一層の配置促進
・学校給食の地場産物利用促進へ連携・協働

3．地域における食育の推進：
・健康寿命の延伸につながる食育の推進
・地域における共食の推進
・日本型食生活の実践の推進
・貧困等の状況にある子供に対する食育の推進

5．生産者と消費者との交流促進、環境と調和のとれた農林漁業の活性化等：
・農林漁業体験や地産地消の推進
・持続可能な食につながる環境に配慮した消費の推進
・食品ロス削減を目指した国民運動の展開

6．食文化の継承のための活動への支援等：
・中核的な人材の育成や郷土料理のデータベース化や国内外への情報発信など、地域の多様な食文化の継承につながる食育の推進
・学校給食等においても、郷土料理の歴史やゆかり、食材などを学ぶ取組を推進

4．食育推進運動の展開：食育活動表彰、全国食育推進ネットワークの活用、デジタル化への対応

7．食品の安全性、栄養その他の食生活に関する調査、研究、情報の提供及び国際交流の推進：
・食品の安全性や栄養等に関する情報提供 ・食品表示の理解促進

施策の推進に必要な事項

①多様な関係者の連携・協働の強化、②地方公共団体による推進計画の作成等とこれに基づく施策の促進 等

図3-18 農林水産省第4次食育推進基本計画の概要
：https://www.maff.go.jp/j/syokuiku/attach/pdf/kannrennhou-2.pdf

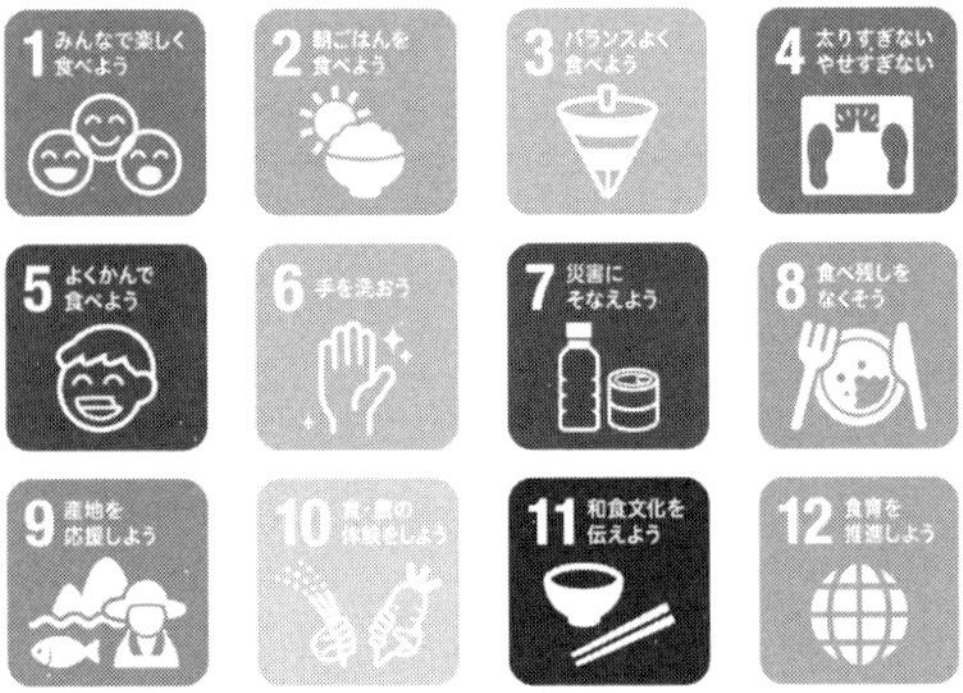
1 みんなで楽しく食べよう
2 朝ごはんを食べよう
3 バランスよく食べよう
4 太りすぎない やせすぎない
5 よくかんで食べよう
6 手を洗おう
7 災害にそなえよう
8 食べ残しをなくそう
9 産地を応援しよう
10
11 和食文化を伝えよう
12 食育を推進しよう

図3-19 農林水産省食育ピクトグラム

を子供から大人まで誰にでも分かりやすく発信し、食育の推進を図っています（図3−19）。

重点事項①に関連する主な取り組みとして「子供の基本的な生活習慣の形成」「学校、保健所等における食育の推進」「健康寿命の延伸につながる食育の推進」「貧困等の状況にある子供に対する食育の推進」が提示されており、特に乳幼児から学童期にかけての食育の重要性が感じられます。

2. 乳幼児期から学童期における食育

乳幼児期における食育

農林水産省では、食育を生涯にわたって「食べる力」＝「生きる力」を育むことと位置づけています[1]。妊娠期や授乳期の健康確保のための適切な食生活を実践する妊娠（胎児）期、食べる意欲の基礎を作り、食の体験を広げる乳幼児期、食の体験を深め自分らしい食生活を実現する学童・思春期、健全な食生活を実践し次世代へ伝える青年期から成人期、食を通じた豊かな生活の実現、次世代へ食文化や食に関する知識や経験を伝える高齢期、とライフサイクルでとらえた取り組みを行っています。

乳幼児期は、その基礎となる時期であり、とても重要な時期です。乳幼児期から基本的な生活習慣を形成するために、子供と保護者が一緒に意識を高め行動するための取り組みの推進や、科学的知見を踏まえながら「早寝早起き朝ごはん」国民運動、「健やか親子21（第二次）」等により全国的な普及啓発を推進しています[2]。

妊産婦からの食育を推進することは、母子の健康確保のためにも重要で、食育の面では、厚生労働省が妊娠期や授乳期における望ましい食生活の実現のため「妊産婦のための食生活指針」を公開しています。妊娠期・授乳期における健康づくりの詳細については、第Ⅲ章第1節（エコチル調査）を参照してください。

乳児期においては、発達段階に応じた食育の推進が重要です。慣れない授乳や離乳食を支援するため、厚生労働省では２００７（平成19）年に「授乳・離乳の支援ガイド」を作成し、各自治体で活用がなされています。また、市町村に設置している市町村保健センターでは、管理栄養士等が中心となり、乳幼児を対象とした栄養指導が行われています。厚生労働省の「２０２１（令和３）年度地域保健・健康増進事業報告」によると、保健所や市町村で栄養指導を受けた乳幼児は１，４６５，５２５人と報告されており、運動指導や休養指導などの健康増進関連事業の中では、妊産婦や乳幼児に対する栄養指導の実績が最も多くなっています。[3]

「健やか親子21」は、母子保健に関する取り組みを推進する国民運動計画として、２００１年に開始され、２０１５年度からは第二次が開始されています。また、２０１９年12月に「成育過程にある者及びその保護者並びに妊産婦にたいし必要な成育医療等を切れ目なく提供するための施策の総合的な推進に関する法律」（平成30年法律第１０４号、成育基本法）が施行され、それに基づき策定された成育医療等基本方針において、「健やか親子21（第二次）」の普及啓発等を通じて、保育所、幼稚園、学校等と、家庭や地域等が連携した食育を推進することが示されました。成育過程にある者等に対する関係施策と連携して、食育を推進することが示されました。以上のような取り組みを通じて、乳幼児期の食育を推進し、次代を担う健やかな子どもたちが育まれています。

学童期における食育

児童生徒の栄養の指導と管理を担当する食の専門家として、２００５年に栄養教諭制度が導入されました。学校における職位については、「食に関する指導の手引き（第二次改訂版）」があり、栄養教諭を中心に全教職員が連携・協力しつつ指導を展開することが求められています。学校における食育は、体育科、家庭科だけではなく、各教科や外国語活動、総合的な学習の時間等、学校の教育活動全体を通して行われることが必要とされています。[4]

例えば、小学校高学年の社会においては、米作りや野菜作りの盛んな地域を取り上げ、生産技術の向上に着目して、生産に関わる人々の工夫について調べることで、食への関心を高める教育へと展開していくことが期待されています。また、小学校中学年の理科では、人の身体のつくりと運動の単元で、骨や筋肉の働きを知り、かむときに使うそれらの働きを理解することで食育への展開が図られています。さらに、道徳でも健康的な生活を送る上で、食事をとることの大切さを理解することであったり、郷土の農産物と食物との関係の理解を深めることであったりを通じて、食育に関する指導の展開が行われています。また、給食の時間を活用した食育も積極的に行われています。全国の公立小・中学校等の栄養教諭の配置状況は、２０２２年度、６，８４３人で、年々増加しています（図３−20）。

一方で、地域格差も大きいです。公立小・中学校等の栄養教諭および学校栄養職員（学校給食法に

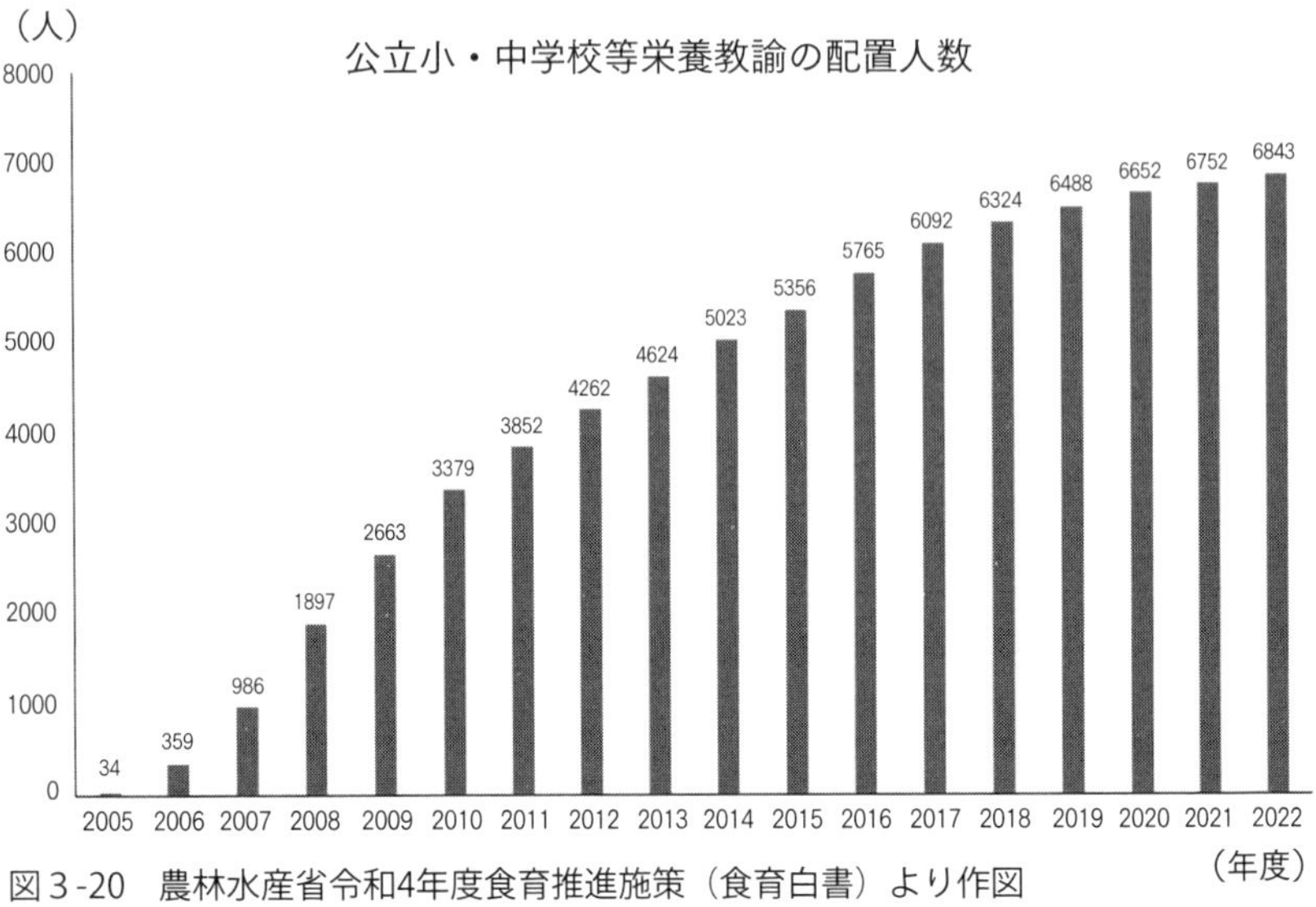

図３-20　農林水産省令和4年度食育推進施策（食育白書）より作図

基づく学校給食の栄養に関する専門的事項をつかさどる職員）の配置数における栄養教諭の割合は、最も多い島根県の１００％に対し、東京都は6.7％となっています。現在、文部科学省では、学校栄養職員の栄養教諭への移行に取り組んでいます。なお、福岡県は、83・2％と比較的栄養教諭の占める割合は多い県です。

教育の場は学校だけではなく、家庭や地域における取り組みも栄養教諭が中核となり展開していくことが期待されています。具体的には、保護者会を通じた食に関する指導であったり、給食便りを通じた家庭と学校との交流、農作業体験などが挙げられます。

3．乳幼児期から学童期、思春期における食育の実践

乳幼児期から学童期、思春期における食育の概

要を説明しました。以下は、我々が取り組んできた学校における食育の調査研究を中心に概説します。

共食の重要性

現在推進されている「第4次食育推進基本計画」の目標には、「朝食又は夕食を家族と一緒に食べる『共食』の回数を増やす」や「地域等で共食したいと思う人が共食する割合を増やす」というように、「共食」を増やす取り組みが行われています。食育ピクトグラムでも「1みんなで楽しく食べよう」として、家族や仲間と、会話を楽しみながら食べる食事で、心も体も元気にしましょう、と共食を推奨しています。共食を増やすことについてのエビデンスとしては以下のことが挙げられます：①自分が健康だと感じていることと関係がある、②健康な食生活と関係がある、③規則正しい食生活と関係がある、④生活リズムと関係がある。

著者らは、2016年度文部科学省スーパー食育スクール事業（SSS）に参画し、共食の意義についての検証を行いました。SSSは、学校における食育を推進するため、各種外部機関と連携し、食育プログラムを開発し、栄養教諭を中心に外部専門家等を活用しながら食育の推進を図る事業です。[5] SSSにおいて、ストレス対処能力（Sense of Coherence: SOC，首尾一貫感覚）に着目し共食の重要性について調査を行いました。

SOCは1987年にイスラエルの医療社会学者アントノフスキーが提唱した概念で、以下の3つの下位尺度からなります。①有意味感（meaningfulnes）：直面した出来事をポジティブに捉え自分の

表3-1 共食状況とSOCとの関係 [6]

食環境	母親 N	母親 中央値	母親 パーセンタイル値 25	母親 パーセンタイル値 75	母親 P¶	母親 相関	児童 N	児童 中央値	児童 パーセンタイル値 25	児童 パーセンタイル値 75	児童 P¶	児童 相関
欠食	11	59.3	51.6	63.7	0.044	ρ=0.143	10	73.1	53.9	80.8	0.156	ρ=-0.004
孤食	29	60.4	54.9	69.2		p=0.022	49	75.4	70.8	84.6		p=0.954
子どもだけ	66	65.4	56.0	75.0			158	75.4	67.7	86.2		
大人と共食	149	67.0	58.2	73.6			36	73.8	66.2	83.8		

母親については、自身が小学高学年時の食環境と現在のSOCスコアの関係についての検証を行った。

児童については、現在の食環境と現在のSOCスコアの関係について検証を行った。

p¶ : p for Kruskal-Wallis tes、相関：Spearman's rank test

成長の糧にする力、②把握可能感（comprehensibility）：直面した出来事や問題を把握したり予測したりできる力、③処理可能感（manageability）：上手く健康要因を動員して問題解決につなげる力、以上の3つの力から構成されます。

SSSでは、児童（N＝260）だけではなく保護者（母親、N＝255）についても調査を行うことが出来たため、我々は成人期SOCの形成に対する学童期の朝食の共食に着目した後方視的解析を行いました。その結果、母親が小学校高学年の時の朝食の食環境（大人と共食、子供だけ、孤食、欠食）と現在のSOCとの関係では、4群間に有意な差を認めました（表3−1）。小学校高学年の時に大人との共食を行っていた者が最もSOCスコアが高く、欠食であった者が最も低いという結果であり、幼少期に大人と共食をする食環境にあった方が、成人後のストレス対処能力が高いことが示されました。さらに、母親のSOCとその子供のSOCとの相関を見たところ、有意な相関を認め、さらに児童のSOCの高さは、体がだるい・気持ちが沈んでいる・イ

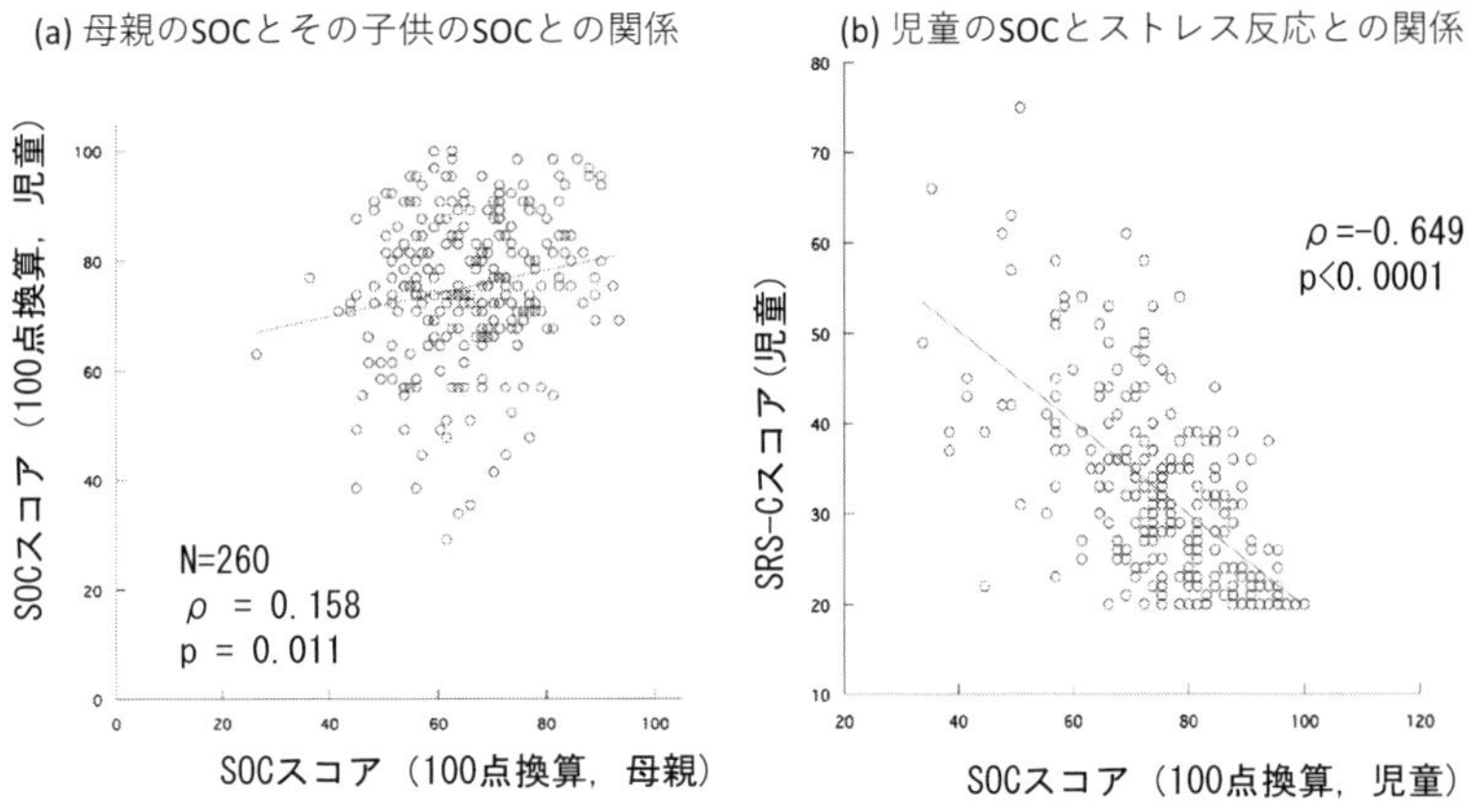

図3-21　母親とその子供のSOC(a)及び児童のSOCとストレス反応との関係(b) [6]

SOCスコア：Sense of Coherence、ストレス対処能力指標で数字が高いほどその能力が高い
SRS-Cスコア：小学生用ストレス反応尺度、数字が大きいほどストレス反応が大きい

ライラする・やる気がしないなどのストレス反応尺度の得点も高いことが示されました（図3−21）。また、小学校高学年の時に孤食を経験している母親の子供も孤食を経験する確率が高いことも示されました。以上をまとめると、図3−22に示すような「孤食の連鎖」が想定され、朝食を共食することを学童期から推奨していくことの重要性が再認識される結果を得ました。[6]

朝食摂取の重要性

食育ピクトグラム2「朝ごはんを食べよう」では、朝食欠食の改善として、朝食を食べて生活リズムを整え、健康的な生活習慣につなげましょう、として、朝食摂取習慣を身につけることの重要性を謳っています。朝食摂取についてのエビデンスとしては、文部科学省の全国学力・学習状況調査で、小学校6年生において、朝食を毎日食べている児童の方がまっ

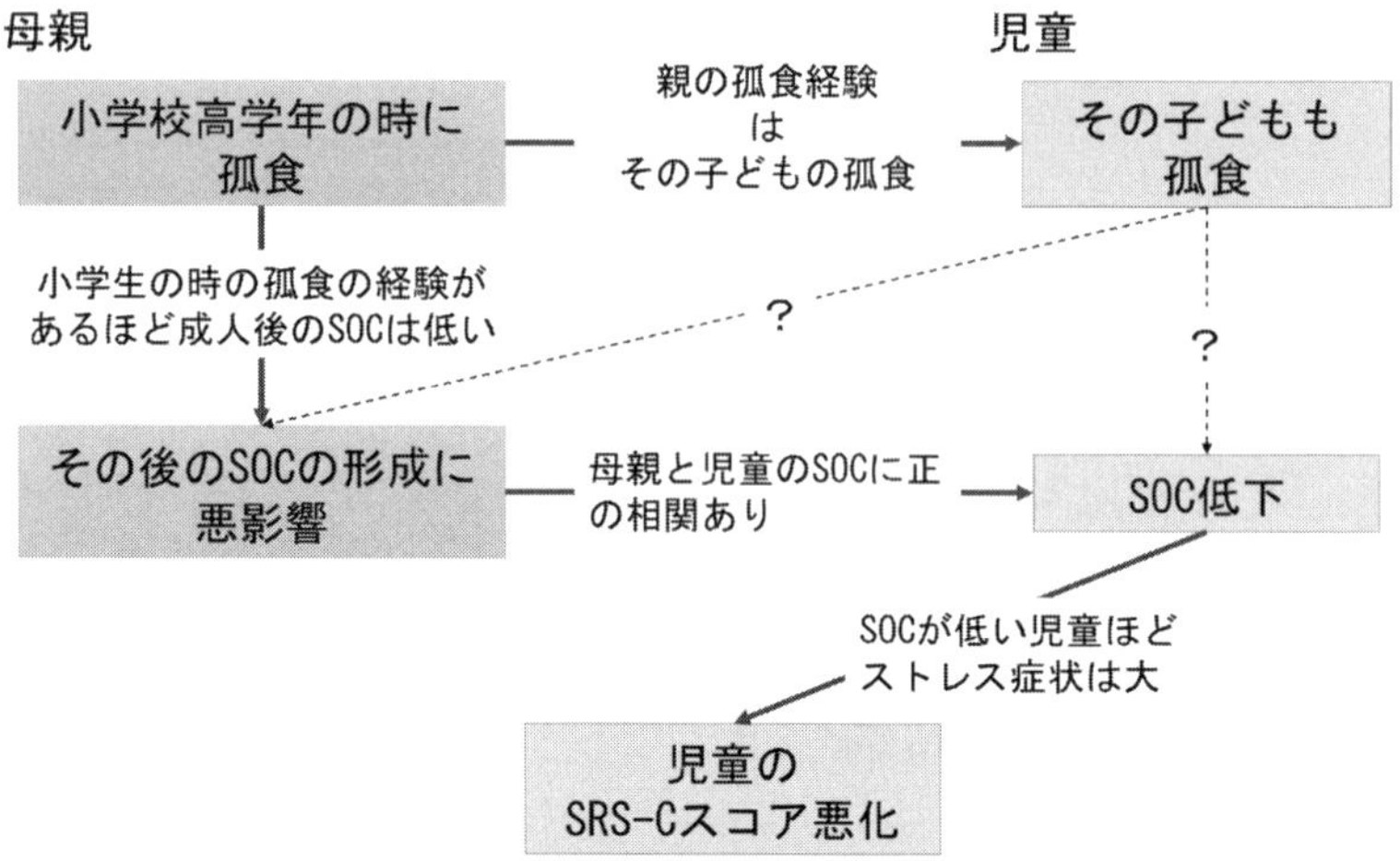

図3-22 「孤食」の連鎖によるストレス対処能力への影響[6]

たく食べていない児童よりも、国語と算数の学力調査の平均正答率が高いという報告があります。[1] その他、朝食摂取は睡眠の質が良くなることや、勉強に集中できるとのエビデンスの紹介もなされています。[1]

朝食摂取の重要性について、著者らは、健康関連Quality of Life（QOL）に着目した研究を行いました。[7] 小学校5年生を対象に、食環境や食生活等に関するアンケート調査と健康関連QOLについての調査を、1年後の小学校6年時にも調査を行うことで縦断的調査を実施しました。健康関連QOLでは、小学生版のQOL尺度、Kid-KINDL®を用いました。その結果、児童が朝食を毎日食べる習慣は、1年後の児童のQOLの高さの維持や向上に正の関連があることを示しました。また、保護者についての調査も同時に行ったところ、保護者の朝食を毎日食べる習慣が、1年後の児童のQOLの高さの維持や向上と正の相関にあり、児童が朝食を毎日食べる習慣との一致性の高いこ

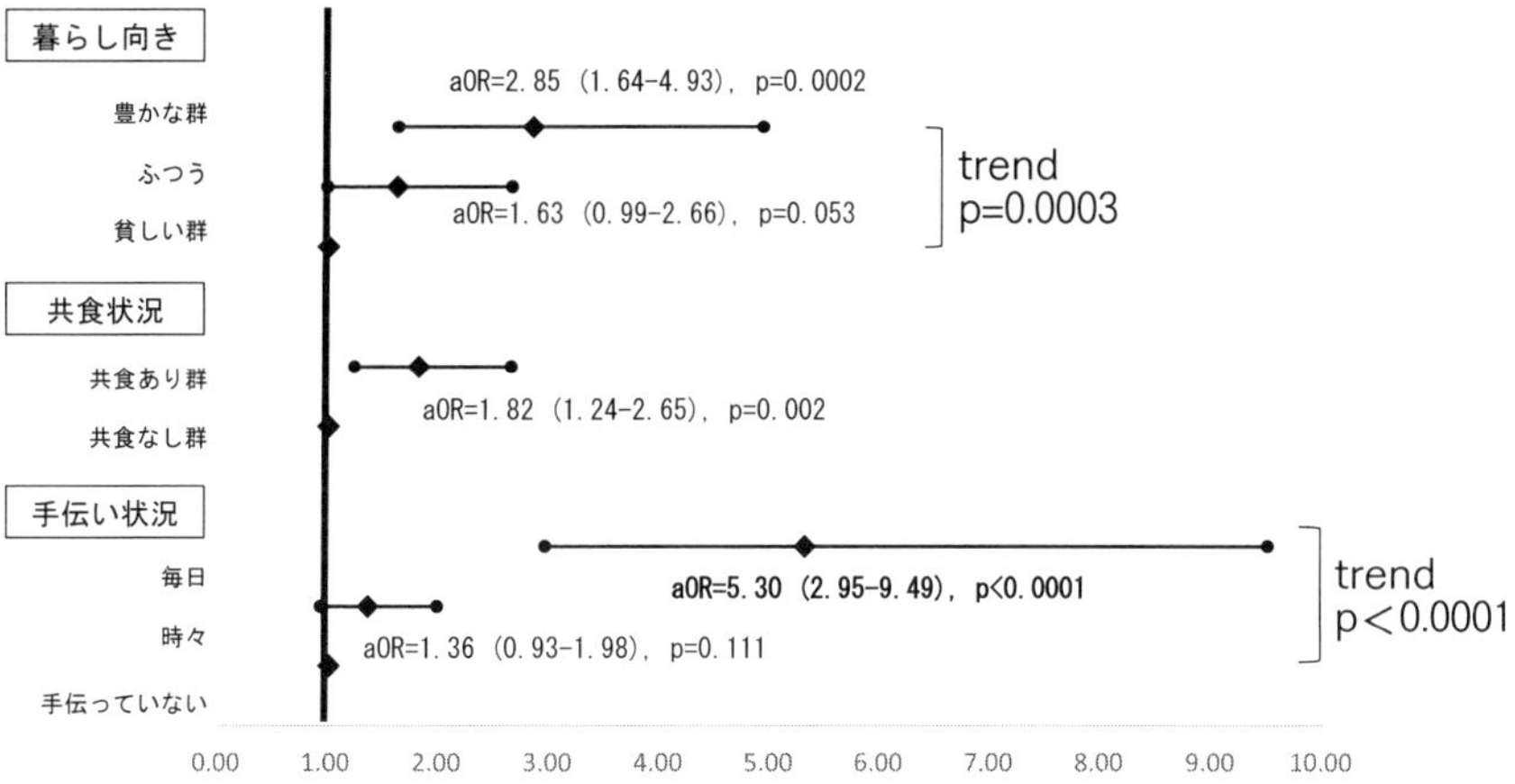

交絡因子：性別、年齢
独立変数：中学生の頃の暮らし向き、中学生の頃の朝食の共食状況、中学生の頃の手伝い状況を強制投入
従属変数：野菜を毎日食べるvs食べない、毎日野菜を食べることのオッズ比を算出

図3-23　現在の野菜摂取頻度と中学生の頃の暮らし向き・中学生の頃の朝食の共食状況・中学生の頃の手伝い状況の多変量ロジスティック回帰分析（文献10より作図）

とから、児童のQOLの向上には保護者の食習慣も重要であることを示しました。以上から、朝食摂取の重要性に、QOLの視点を加えること、さらには、保護者の食習慣も重要であるというエビデンスを加えることにつながりました。

その他の食育に関連する調査研究

子供の頃の食経験は成長後の食習慣や味覚に影響を及ぼすことが報告されています。[8] そこで、小中学校時代の食べる速さに着目して、20歳の時の体格に及ぼす影響について、インターネット調査を行いました。対象は、20歳から49歳までの男女、各年代２００名以上ずつの合計６４３名とし、体格指標はBMIを用いました。その結果、男女とも小中学校時代の食べる速さが速い者ほど、20歳時のBMIが

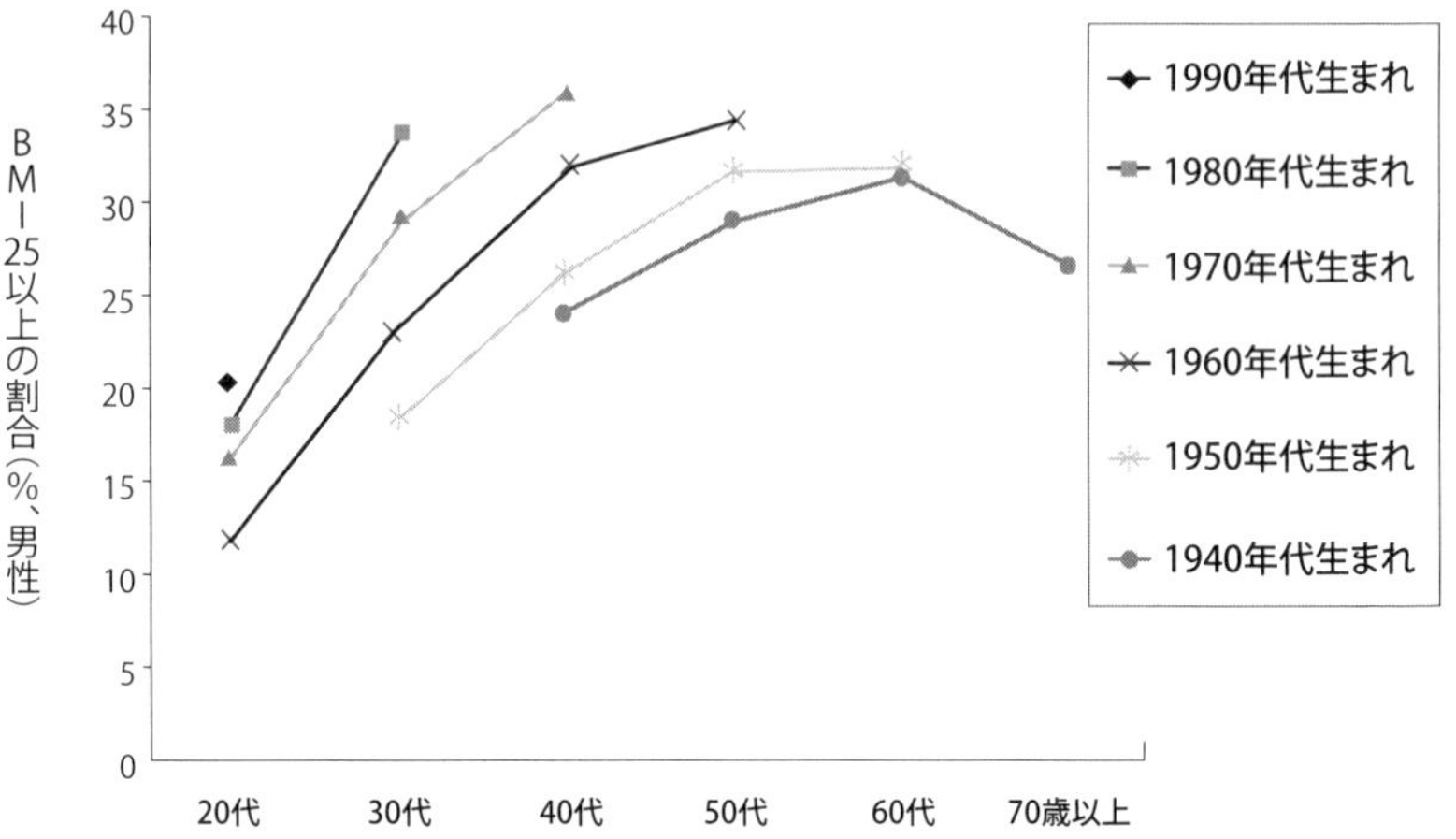

図3-24　世代別の各年代におけるBMI 25以上の割合の推移：男性
厚生労働省　国民健康栄養調査より筆者作成
http://www.mhlw.go.jp/bunya/kenkou_eiyou_chousa.html

高いことが示されました。さらに、小中学校時代の食べる速さと現在の食べる速さの一致率は7割前後になること、女性においては、小中学校時代の食育経験がある者は、無い者に比べ食べる速さが遅いことが示されました。[9] つまり、食育経験は、食べる速さという食習慣に影響し、さらには、20歳時の体格にも影響を及ぼしうるという結果を示しました。そして、食べる速さの小中学校時代と成人期の一致率の高さは、子供の頃の食習慣が成人期にも影響を及ぼしうることも示され、食育の重要性が再認識されました。

さらに、同じ対象者を用いて、成人後の野菜摂取量に中学生時の暮らし向きや共食、手伝い状況との関連を検証しました（図3－23）。[10] その結果、中学生の暮らし向きが豊かになるほど、現在の野菜摂取頻度が高いことが示されました。また、中学生の頃の暮らし向きは、子供での対応が難しいですが、食事の手伝いや大人と一緒に食事をしている者は、現在毎日野菜を食べる確率が高いことが示され、食育の重要性が示されました。食事の手伝いや共食に加え、経済要因が将来の野菜摂取に影響することから食育に加え、長いスパンで、幅広い分野との連携も重要であることが考えられます。

最後に、幼少期の好き嫌いについての調査研究を概説します。上記のSOCの形成に、幼少期の食べ物の好き嫌いの有無や好き嫌いの克服経験、克服意思が成人後のストレス対処能力に及ぼす影響を検証しました。その結果、幼少期に嫌いな食べ物がないこと、嫌いな食べ物を克服する意思を持つことが成人後のSOCを高めるために有効である可能性を示唆する結果を得ました。この視点からも幼少期の食育の重要性がわかります。

4．人生１００年時代における食育の位置づけ

以上、乳幼児期から学童期、思春期における食育の重要性を様々な視点で述べました。我々の研究からも、幼少期の食育が成人期の健康にも影響することが示され、これまで以上に、食育が重要であることが示唆されました。第４次食育推進基本計画においても、「次世代」を意識した取り組みとなっており、人生１００年時代、幼少期の食育を学校、家庭、地域が強く連携し取り組むことが、今後更に重要になってきます。

図３−24は、著者が毎年行われている国民健康・栄養調査を出生年ごとに10年単位で集約し、男性のBMI 25以上の割合の推移を示した図です。このグラフから、男性はどの出生年であっても加齢と

共に肥満者の割合は増加すること、60歳代を過ぎる頃から肥満者の割合は減少に転ずること、さらに驚いたことに、肥満者の増加のスピードが若い世代ほど速くなっている点があります。我が国はメタボリックシンドローム対策として特定健康診査・特定保健指導を行っていますが、もっと早いタイミングでの介入が必要であることが示唆されます。その点からも、乳幼児期から学童期、思春期の食育は今後推し進めていく必要があります。

第3節　壮年期（勤労世代）における健康づくり

第1項　運動の側面

1．壮年期（勤労世代）における運動の必要性

近年、急速な高齢社会に移行しつつある我が国では、労働人口年齢も急速な高齢化が進んでおり、雇用労働者全体のうち50歳以上の高齢労働者の占める割合は約3割を超えています。加齢に伴い心身機能は低下することから、高齢労働者の増加は災害発生件数増加の要因の一つとなっています。厚生労働省の「労働者健康状況調査」では、持病のある労働者の割合は年齢が上がるごとに高くなり、60歳代では60％以上の労働者が何らかの持病を有しながら働いているという結果が示されています。「労働者死傷病報告」では、労働力の高齢化（特に中高齢の女性労働者の増加）に伴い、転倒災害リスクが増加の一途を辿っていると報告しています。[1] 従って、労働者が有する技術や能力を長きにわたり活

かし続けるためには、労働者が自らの心身を働き続けられる状態に維持することが重要であり、そのためには壮年期における健康管理・健康づくり対策が必要となります。

2. 運動・身体活動と疾病予防

有酸素性作業能ならびに身体活動量の維持・向上と疾病予防

身体活動とは、「骨格筋の活動により安静時よりも多くのエネルギー消費を伴う身体の状態」であり、健康増進や体力の維持・向上を目的とした計画的、組織的で継続性のある「運動」とそれ以外の余暇や家事、仕事からなる「生活活動」に分類されます。身体活動量または身体不活動による心血管疾患の発症やそれによる死亡率との関連について数多くの疫学研究が行われ、現在では日常生活での身体活動の維持・向上が心血管疾患やガンの発症、それらによる死亡を抑制させることが明らかにされています。最も古くに報告された運動・身体活動に関する研究は、1953年に報告されたMorrisらのロンドンの2階建てバスの車掌と運転手を対象とした疫学調査です[2]。Morrisら[2]は、ロンドンの2階建てバスで勤務する車掌と運転手を対象にそれぞれの心疾患の発症とその死亡率との関係について検討し、労働環境として身体的に活動的である車掌に比べて非活動的な運転手は心疾患の発症が高く、心疾患に伴う死亡率も運転手の方が高いことを明らかにしました（図3-25）。我が国においても、Sawadaら[3]は東京ガスに勤務する男性労働者9，039名を対象に有酸素性作業能の指標である最大酸素摂取量とガンによる死亡率との関係について検証し、ベースライン時の最大酸素摂取量が低い群ほどガンによる死亡率が高いことを示しました。最近の日本人の男性労働者を対象とした研究[4]では、通勤における片道の歩行時間と2型糖尿病罹患率との関係について検証を行い、通勤における歩行時間が短い群に比べて歩行時間が長い群ほど2型糖尿病の罹患率が低いことを報告しています。このように、有酸素性作業能ならびに生活活動を含む身体活動の維持・向上は心血管疾患やガンの発症、それらによる死亡率の抑制に極めて重要であることを示しています。

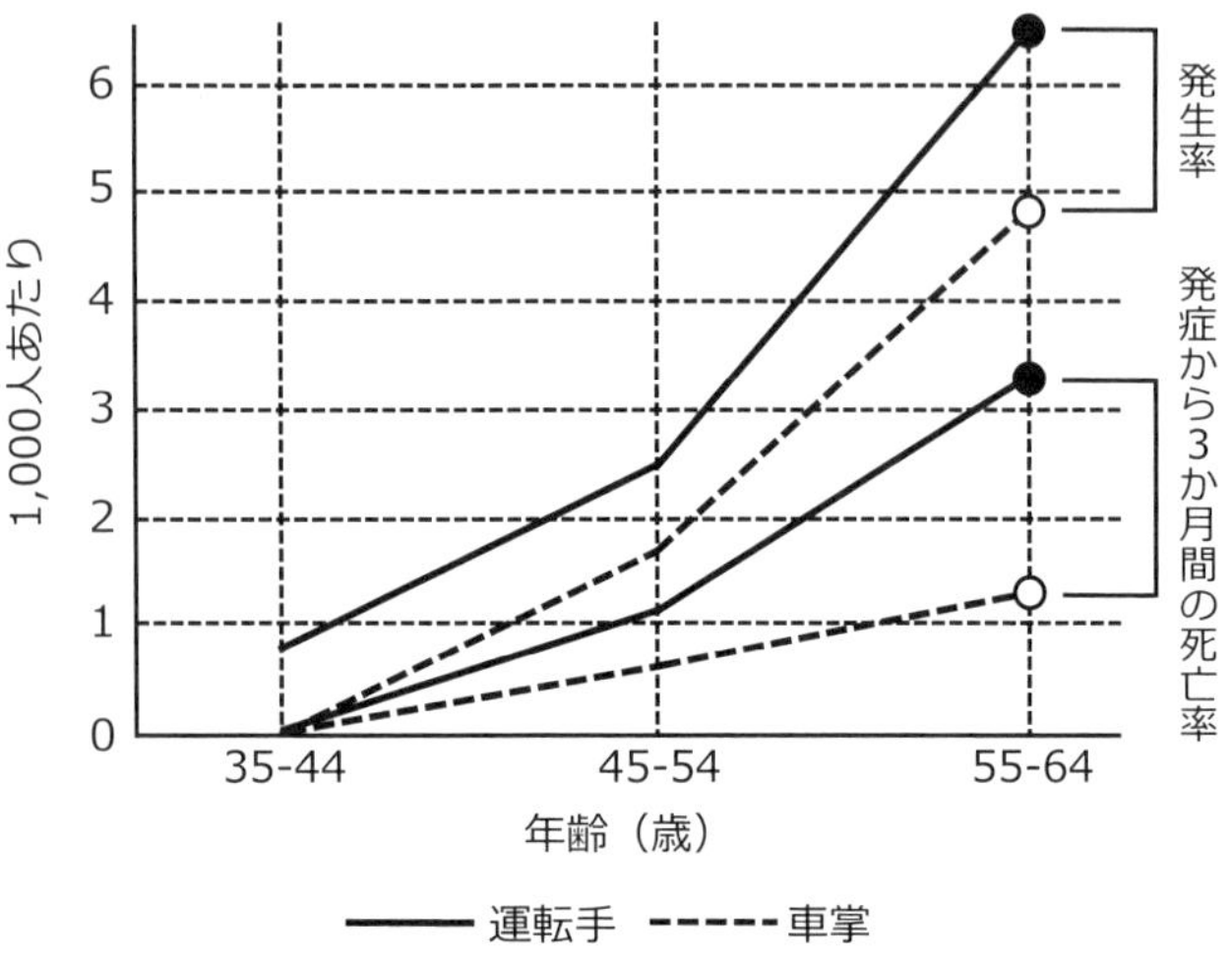

図3-25　ロンドン2階建てバスの運転手と車掌の心疾患発症率と死亡率との関係[2]

ロンドンの2階建てバスで勤務する車掌と運転手を対象に車掌と運転手の心疾患の発症とそれに伴う死亡率との関係について検討
労働環境として身体的に活動的である車掌に比べて非活動的な運転手は心疾患の発症が高く、心疾患に伴う死亡率も運転手の方が高い

座位行動の中断と疾病予防

近年、世界の全死亡数の9.4％は身体不活動が原因であり、その影響の大きさは肥満や喫煙に匹敵しており、世界的に「大流行している（パンデミックな状態）」との認識が示されています[5]。我が国の健康日本21（第二次）においても、運動不足による死亡者数は喫煙、高血圧

に次ぐ第3位に位置づけられており、運動不足に伴う非感染性疾患による死亡数は年間約5万人に及ぶことが推計されています。[6] 2020年に世界保健機関（WHO）は「運動・身体活動と座位行動に関するWHOガイドライン」を公表し、WHOの調査では世界の成人の4人に1人、若年者の5人に4人は十分な運動・身体活動を行っておらず、世界で約5.2兆円の医療費が運動不足によって損失され、約1.5兆円の生産性低下が引き起こされていると報告しています。我が国においても、宮城県大崎市の40～79歳の国民健康保険の加入者2万7,000人を対象に4年間の追跡をしたコホート研究では、1か月の平均医療費は歩行時間が30分以下の群では2万100円だったのに対し、30分から1時間のウォーキングを実施した群では1万9,400円、1時間以上のウォーキングを実践した群では1万7,500円となり、歩行時間が長いほど医療費が低く抑制されることを明らかにしています。[7]

現代社会では、長時間のテレビ視聴やスマートフォン利用、自動車通勤、会議など日常生活や仕事において長時間の座位を強いられる場面が多くなってきています。近年では、2020年から流行した新型コロナウイルス感染拡大に伴うロックダウンや外出制限など、世界中の人たちの長時間の座位行動をさらに増加させています。最近の身体活動に関するガイドラインでは、身体活動を増加させることの必要性だけではなく、長時間の座位行動を中断させることの重要性についても示しています。2型糖尿病患者を対象にした介入研究[8]では、実生活環境下において1日あたり4.7時間の座位行動を立位または低強度のウォーキングに置き換えることを4日間行い、持続血糖測定器を用いて糖代謝指標を測定した結果、座位行動を中断させた条件ではコントロール条件に比べて、24時間における血糖曲線化面積の変化が有意に低下し、インスリン抵抗性も改善することを報告しています。このように、身体活動を増加させるだけではなく、長時間座位を減らして身体不活動を解消させることは心血管疾患の危険因子を改善させるのみならず、医療費増加の抑制につながる可能性を示しています。近年では、上記のようなエビデンスをもとに、スタンディングデスクや立ったまま行う会議の導入など、座位行動に着目した働き方改革も進められており、今後は長時間の座位行動を中断させることの重要性がさらに注目されると考えられます。

3. 運動介入による健康の保持・増進効果

肥満や脂質異常症、高血圧、2型糖尿病などの心血管危険因子は、いずれも運動や身体活動、食事などの生活習慣の是正で予防や改善が可能であることは、これまでの多くの研究で明らかにされており、多くのガイドラインでも運動・身体活動を中心とした生活習慣是正の重要性が示されています。最近では、地域での健康増進活動のみならず、企業での健康の保持・増進を目的とした様々な取り組みが行われ、そのエビデンスも増加しています。綾部ら[9]は、某市役所の職員を対象に乳酸閾値（LT）強度によるベンチステップ運動を中心に1週間あたり300分以上、8週間にわたって行うように指導したところ、1週間あたり平均278分の運動時間を確保し、体重や腹囲、内臓脂肪面積の有意な改善を認めています。この成果は、仕事前や仕事の合間を利用したベンチステップ運動が運動不足を解消し、内臓脂肪量の減少やメタボリックシンドロームの改善に効果的であることを示唆しています。Himeno ら[10]は、某企業において12週間の運動指導と栄養指導からなる介入とその後1年間の自己管理下でのフォローアップを含めた介入研究を実施しました。その結果、体重や収縮期血圧、脂質代謝指標などの心血管危険因子の有意な改善効果が12週間の介入で認められ さらに1年間の自己管理下であっても、その効果が維持あるいはさらに改善することを報告しました（図3-26）。つまり、わずか12週間であっても、健康的な生活習慣を獲得すれば、自己管理下でも体重のリバウンドもなく、効果が持続することを示しており、本研究の結果から職域における健康づくり活動の意義は大きいと考えられます。我々は、これまでに中小規模事業場で働く労働者の健康増進の受け入れ場所として、地域の健康増進事業を想定し、心血管危険因子だけではなく仕事に関連する要因も含め、運動と食事指導を併用した生活習慣修正の

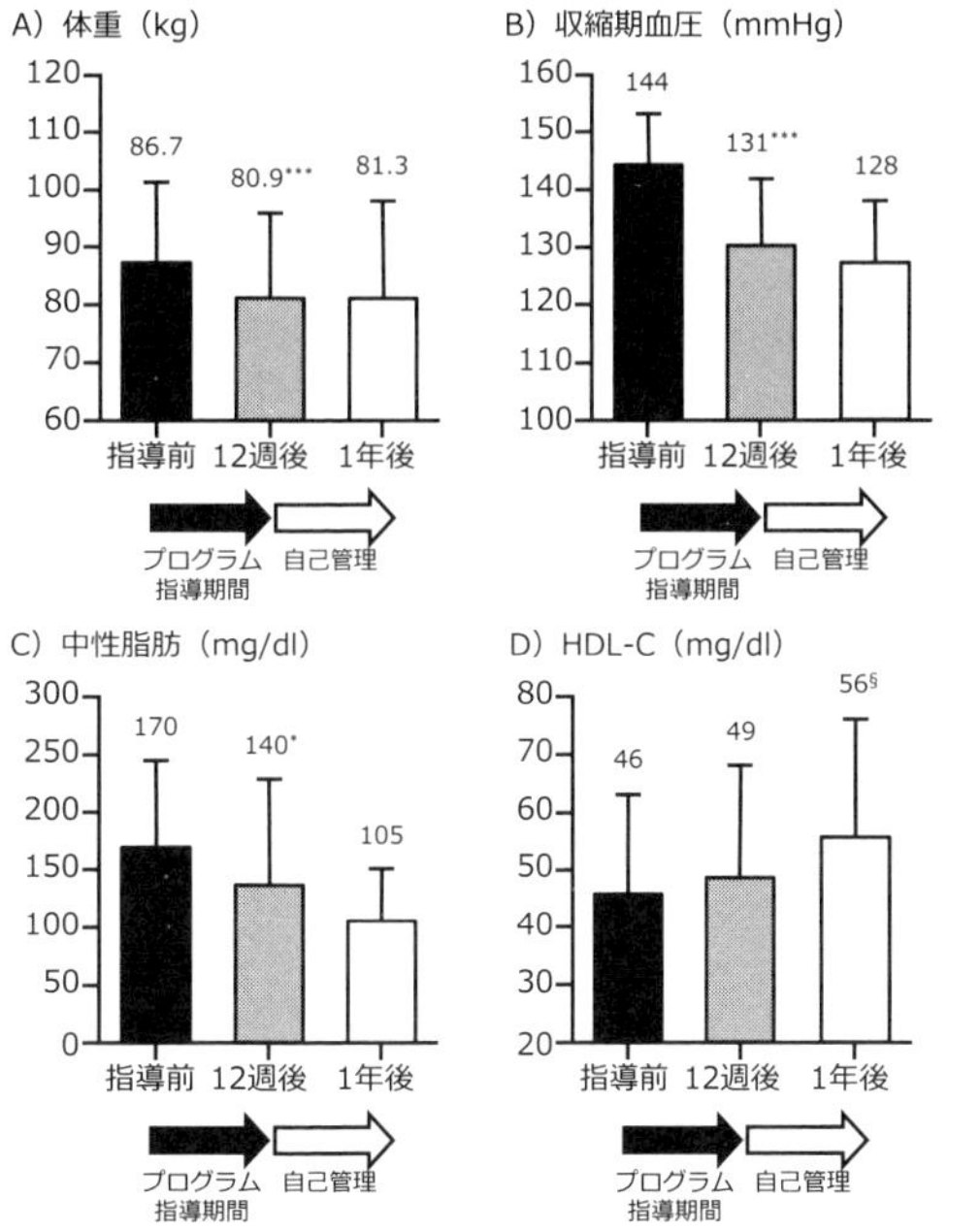

図3-26　生活習慣修正指導ならびにその後の自己管理による心血管危険因子に対する効果[10]

*; p＜0.05, ***; p＜0.0001 vs 指導前、§; p＜0.0005 vs 12週後
体重や収縮期血圧、脂質代謝指標などの危険因子の有意な改善効果が12週間の介入で認められ, 自己管理下であっても、その効果が維持あるいはさらに改善した

介入研究を行ってきました（北九州市健康づくりのためのパスポート事業）。[11] 本介入研究では、有酸素運動の実践と管理栄養士による栄養指導を用いた総合的な生活習慣修正指導を12週間実施し、介入前後で効果の検証を行ってきました。12週間の生活習慣の修正指導を実施した結果、肥満度や血圧、脂質代謝指標の有意な改善がみられ、最大酸素摂取量や柔軟性、敏捷性といった身体能力の向上も認めています。この研究は職場内での介入ではなかったものの、職場外の地域での介入においても仕事の満足度も高まるという非常に有益な結果を示しました。このように、地域や職域での健康づくり活動の結果から、運動を中心とした生活習慣修正指導は、心血管危険因子や体力、精神的健康度の改善など多面的な効果を発揮することを示しています。

4．健康づくりのための運動手法

運動強度

中高齢者が長期間の運動継続と良好な効果を得るためには、運動負荷に対して安全で効果的に実施できる運動プログラムの作成が必要となります。運動プログラムの作成に必要な条件として運動様式、運動強度、運動量（時間と頻度）といった様々な要因が含まれますが、そのうち運動強度は最も重要となります。健康づくりならびに疾病予防のための運動は、中等度の有酸素運動が推奨されており、その運動強度の指標としてLTや換気閾値（VT）、収縮期血圧と心拍数の積である二重積屈曲点（DPBP）など、いくつかの方法が考案されています（いずれも最大酸素摂取量の約50％に相当する運動強度）。近年、筆者らの研究室では心臓から聞こえる第一心音の振幅と心拍数の二重積がLTと近似して発現し、血中カテコラミン濃度の変化との間に高い相関関係にあることを確認しており、運動時の第一心音振幅の増大が交感神経活動の亢進を反映することを報告しています。[12] 心収縮力は心筋の酸素需要量の主要な規定因子であり、第一心音振幅と心拍数の二重積は心筋酸素需要を表す有力な指標であることから、運動中の安全確認の指標にもなりうることを明らかにしています。

運動時間・頻度

厚生労働省の「健康づくりのための身体活動基準２０１３」では、18歳〜64歳の成人は３メッツ強度以上の身体活動を週あたり23メッツ・時以上、健康増進や体力の維持・向上を目的とした３メッツ強度以上の運動を週あたり４メッツ・時以上実施し、65歳以上の高齢者では強度を問わず、身体活動を週あたり10メッツ・時以上実践することを推奨しています（メッツとは身体活動の強さを安静時の何倍に相当するかで表す単位で、安静座位を１メッツ、普通歩行が３メッツに相当します。１メッツは酸素摂取量の3.5㎖／㎜／kgに相当します）。一般的に「運動を開始して20分以上経過しないと脂肪は燃焼しない」とよく言われ、長時間運動をしなければならないと理解している方が多いのが現状です。しかし、低〜中等度強度であれば、運動開始直後より脂肪はエネルギー源として利用され、たとえ高強度の運動で糖質が多く動員されたとしても、運動終了後は脂肪がエネルギーとして動員されます。平田ら[13]はLT強度での持続的運動（60分×１回）と短時間の断続的運動（３分間×20回）を行い、高脂肪食負荷後の中性脂肪値の変化について検討し、持続的運動と短時間の断続的運動との間に有意な差は認められなかったと報告しています。すなわち、この結果は持続的な運動でなくても、短時間の断続的運動を繰り返し行い、エネルギー消費量を積算していくことが肥満やメタボリックシンドロームの予防、改善に有効である可能性を示しています。従って、健康づくりや疾病予防のためには、日常生活の中でライフスタイルに合わせた運動を選択し、個々の体力に応じて徐々に運動量、生活活動の時間や頻度を増やしていくことが重要となります。

運動様式

健康づくりや疾病予防のための運動には、一般的にウォーキングやジョギング、自転車、水泳などの有酸素運動が推奨されています。以下、中高齢者や低体力者でも、安全かつ効果的に実践できる運動様式について紹介します。

・ウォーキング

エネルギー消費が多い運動は、大筋群とりわけ下肢筋群が主体となる全身運動です。ウォーキングは最も簡単に実践可能で、肥満やメタボリックシンドロームの予防、改善に有効な手段です。時速5㎞の歩行は4メッツに相当するので、30分のウォーキングを行えば2メッツ・時となります。厚生労働省の「健康づくりのための身体活動基準２０１３」では、内臓脂肪を確実に減少させるためには1週あたり10メッツ・時程度かそれ以上の運動量が必要であることを示しています。週あたり10メッツ・時の運動量を増加させることによって、1か月で1～2％程の内臓脂肪が減少すると考えられています。すなわち、1日30分のウォーキングを毎日実施すれば、1週あたり14メッツ・時となり、内臓脂肪の減少が期待できます。Miyatakeら[14]は1日あたりの歩数を平均1，800歩増加させることにより、介入1年にて体重や内臓脂肪面積のみならず、血圧や糖・脂質代謝指標の有意な改善効果を認めています。

・ジョギング（スロージョギング®）

従来、ジョギングは中高齢者や低体力者には、負担が大きすぎるためあまり推奨されていませんでした。しかし、歩くスピードよりも遅く走れば、歩行と同等の運動強度となります。通常、歩行時のエネルギー消費量は距離に依存し、およそ1㎞あたり0.5㎉／kgとなります。例えば、体重が70kgの方が5㎞歩いた場合のエネルギー消費量は、175㎉となります。しかし、走行時のエネルギー消費量は速度に依存することなく、およそ1㎞あたり1.0㎉／kgとなります。同じ体重70kgの方が5㎞走った場合のエネルギー消費量は350㎉となり、同じ距離を移動しても走行は歩行の約2倍のエネルギーを消費することができます。歩幅を小さくし、フォアフット（足の指の付け根）での着地を心がければ、膝や腰への負担は少なくなります。筆者らの研究室では、この走り方を「スロージョギング®」と命名し、高齢者や低体力者でも安全で効果的に実践できる運動として推奨しています（図3―27）。

・ベンチステップ運動

（にこにこスローステップ運動®）

ベンチステップ運動は、高さ20㎝の台を昇り降りする簡単な有酸素運動です。雨の日でも自宅で手軽に行えて、台高や昇降頻度を細かく変更することで自転車エルゴメータやジョギングと同様に定量的な負荷をかけることが可能となります。Mori[15]らは地域高齢者を対象にベンチステップ運動による介入を行い、運動トレーニングが医療費や通院日数におよぼす影響を検討しています。1週あたり2回（始めの3か月は週に1回）の運動教室を実施し、18か月間追跡したところ、運動介入群は観察群と比べて13～18か月の医療費がほぼ半分となり、通院日数と外来医療費は約3割減少していました。数年間、歩行時に杖や腰のコルセットが必要だった高齢者が、3か月の運動トレーニングで不要になった例もあり、ベンチステップ運動は肥満の予防や改善のみならず、転倒予防や医療費の削減にも有効であることを示しています（図3－28）。

5. 職域における健康づくり活動 ～健康経営への期待～

運動・身体活動の推進には個人の努力だけでなく、まちづくりや職場づくり等、個人を取り巻く社会環境を整備するという視点も重要となります。近年、労働者の健康の保持・増進に対して「健康経営®」という新たな取り組みが普及しています。「健康経営®」とは、経営的な視点で従業員の健康管理を考え、戦略的に実践することです。企業理念に基づき、従業員への健康投資を行うことは、従業員の活力向上や生産性向上等の組織の活性化をもたらし、長期的には業績向上や株価等の向上につながることが期待されています。最近では、経済産業省が地域の健康課題に即した取り組みや日本健康

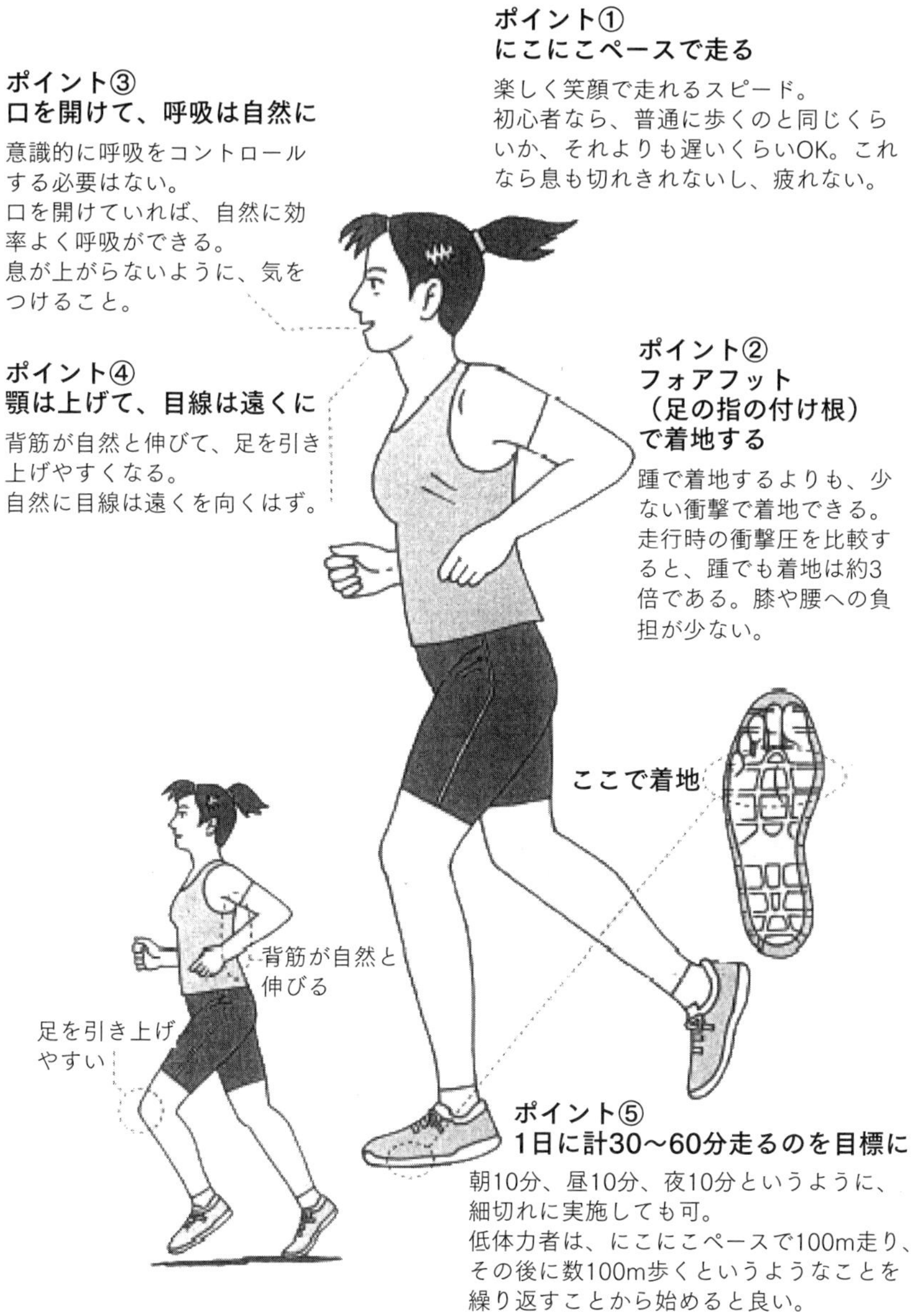
ポイント①
にこにこペースで走る
楽しく笑顔で走れるスピード。
初心者なら、普通に歩くのと同じくらいか、それよりも遅いくらいOK。これなら息も切れきれないし、疲れない。
ポイント③
口を開けて、呼吸は自然に
意識的に呼吸をコントロールする必要はない。
口を開けていれば、自然に効率よく呼吸ができる。
息が上がらないように、気をつけること。
ポイント④
顎は上げて、目線は遠くに
背筋が自然と伸びて、足を引き上げやすくなる。
自然に目線は遠くを向くはず。
ポイント②
フォアフット
（足の指の付け根）
で着地する
踵で着地するよりも、少ない衝撃で着地できる。
走行時の衝撃圧を比較すると、踵でも着地は約3倍である。膝や腰への負担が少ない。
ここで着地
背筋が自然と伸びる
足を引き上げやすい
ポイント⑤
1日に計30〜60分走るのを目標に
朝10分、昼10分、夜10分というように、細切れに実施しても可。
低体力者は、にこにこペースで100m走り、その後に数100m歩くというようなことを繰り返すことから始めると良い。

図3-27　スロージョギング®のポイント

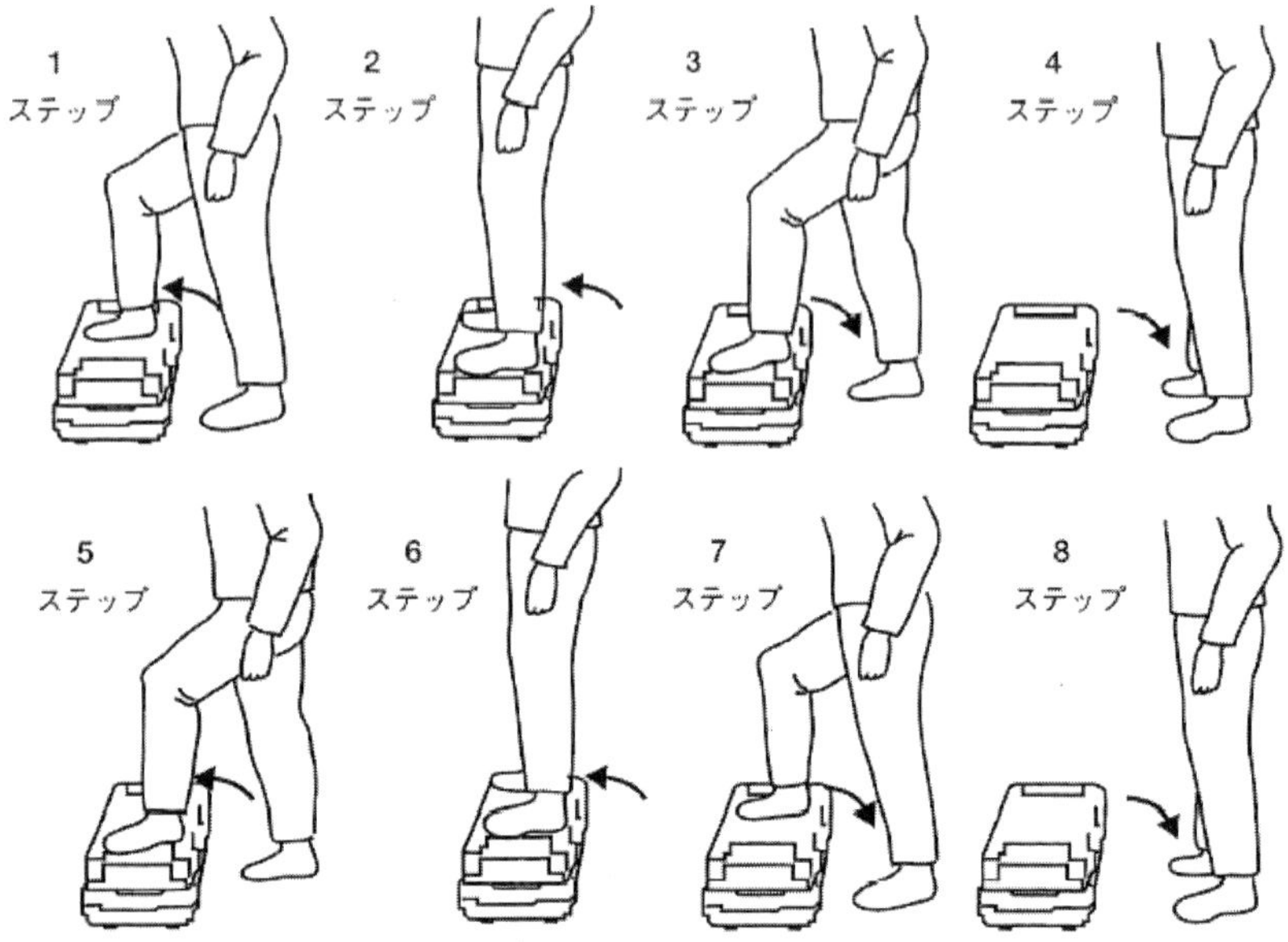

① ステップ台の正面に立つ。ステップ台の高さは20cmを基本とし、にこにこと話をしながら10分間続けられるテンポで行う。

② 片足を台にのせる。足を動かすごとに1回と数えるスタートは左右どちらからでも構わない。

③ もう片方の足をのせる。この際、膝がしっかり伸びきるようにする。

④ 先に台にのせた足を下ろす。先に上げた方の足から後ろに下ろし、身体のバランスを崩さないようにゆっくりと行う。

⑤ もう一方の足を台から下ろす。もう一方の足を下ろしたら、次はその足から台にのせる先に踏み出す足は、交互になるように繰り返す。

図 3-28　ベンチステップ運動（にこにこスローステップ運動®）の実践方法

会議が進める健康増進の取り組みをもとに、特に優良な健康経営を実践している大企業や中小企業等の法人を顕彰する「健康経営優良法人認定制度」を導入しています。健康経営を推進するにあたり、運動・身体活動はその中心的な役割を担っており、本制度の導入により職域において様々な健康づくり活動を取り入れている企業が数多く見られるようになりました。運動、身体活動による健康づくり、疾病予防効果には多くのエビデンスがあり、その有効性が実証されているにも関わらず、実際に定期的な運動を習慣化させ、継続できている方はわずかです。運動の長期継続は必ずしも容易ではなく、実際には時間に余裕がない、意欲がない、運動に対する知識不足、指導者の不足などの問題があげられます。これから、急速な高齢化が進む我が国において、職域における健康づくり活動は今後もその重要性が増していくことが予測されます。従って、労働者が自らの心身を働き続けられる状態に維持できるよう、労働者個人だけではなく企業による健康管理・健康づくり対策を推し進めていくことが重要であると考えられます。

第2項　食と栄養の側面

1．食と栄養の側面からの健康保持増進

生活習慣病の予防には、運動や身体活動の増加に加え、日々体の中に取り入れている食・栄養の側面は重要です。高血圧や脂質異常症、糖尿病などの生活習慣病のガイドラインでも食と栄養の重要性

が述べられています。

生活習慣病予防における運動や食の重要性を示す報告として、Knowlerらの研究は興味深いでしょう。[1] 血糖値が高めの者を集め、無作為にプラセボ群、メトホルミンインスリン抵抗性改善薬服用群、運動療法および食事療法による体重7％減少群の3群に分け、アウトカムとして新規糖尿病の発症を検証しています。その結果、プラセボ群に比べ、メトホルミン服用群は、糖尿病発症を約3割抑制し、体重を7％減少する介入を行った群では、約6割の抑制効果を認め、運動や食事に対する生活習慣修正の意義はとても大きいといえます（図3–29）。

また、食と栄養による疾病予防についての研究として、とても興味深い研究として地中海食による糖尿病予防を検証した研究があります。[2] ここでは、カロリー制限や運動指導など、糖尿病の予防

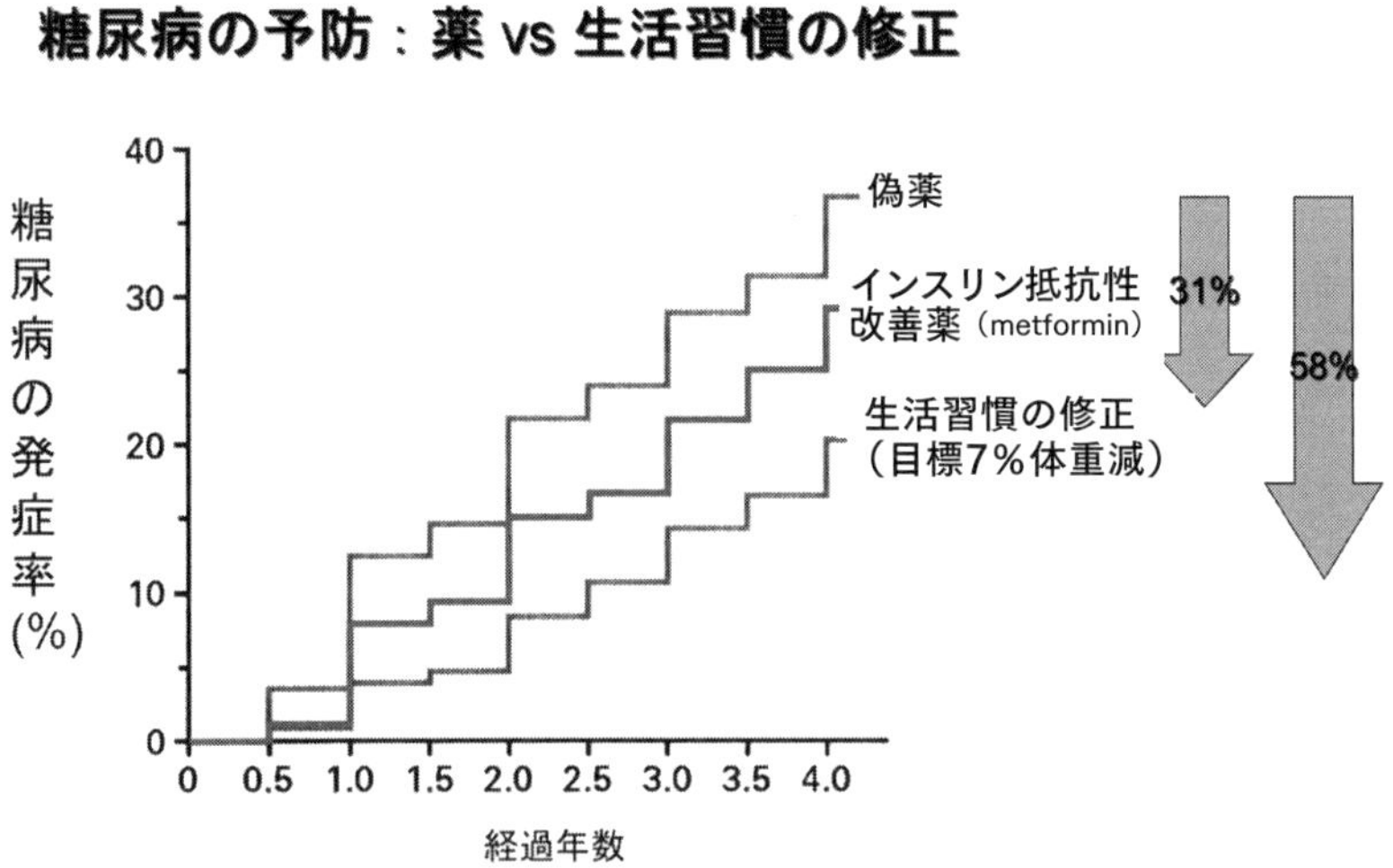

図3-29　生活習慣の修正による糖尿病発症予防効果[1]
（NEJM 346: 393, 2002より改変）

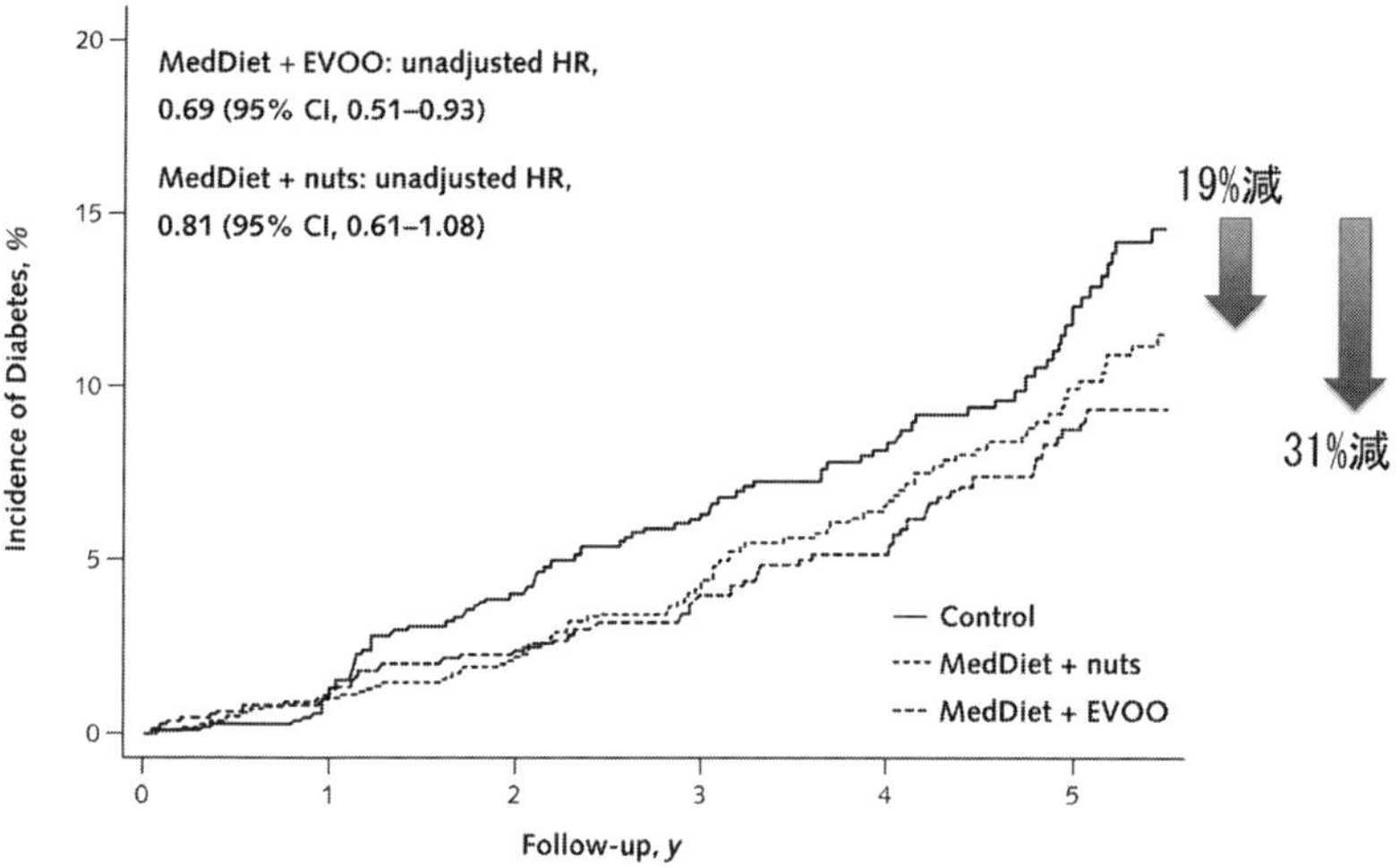

Participants at risk, n						
MedDiet + EVOO	1154	1110	998	832	681	489
MedDiet + nuts	1240	1173	1000	775	629	427
Control	1147	1053	900	679	521	366

図3-30　地中海食による新規糖尿病発症抑制効果[2]

対策として一般に行われている指導は行わず、食べている内容を、地中海食の特徴である、ナッツやオリーブオイルを豊富に利用した食を実践するという介入研究で、対象者3,541人（55–80歳）、追跡期間中央値4.1年の大規模な無作為化比較試験です。コントロール群には脂質に対する食事指導のアドバイスのみ、介入群では、ナッツが豊富な地中海食を提供する群、オリーブオイルが豊富な地中海食を提供する群の3群に分け、2型糖尿病の新規発症をアウトカムとしています。その結果、コントロール群に比べナッツが豊富な群では約19%、オリーブオイルが豊富な群では約31%糖尿病の新規発症を抑制しました（図3–30）。この結果は、カロリー制限なしでも、食事の内容を見直すことで疾病の発症を抑制できる可能性があるというとても興味

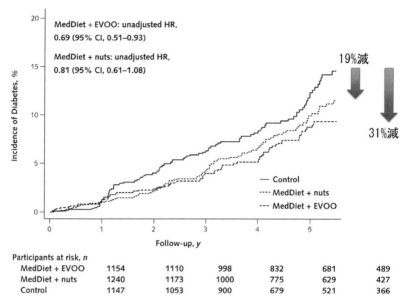

表3-2　野菜や果物による脳卒中による死亡抑制効果[3]

	緑葉野菜		果物	
	男	女	男	女
脳卒中	↓ 0.77	↓ 0.81	↓ 0.65	↓ 0.75
脳出血	×	×	↓ 0.63	↓ 0.68
脳梗塞	↓ 0.68	↓ 0.70	↓ 0.63	↓ 0.77

Sauvaget, et al. Stroke 2003: 34: 2355-2360.

深い研究です。２０１３年12月に「和食」もユネスコ無形文化遺産に認証されましたが、これまで疾病予防効果等の検証は十分にはなされておらず、和食についての大規模な介入研究の実施が期待されます。

我が国における食や栄養と疾病や死亡の予防効果についても、近年多数行われています。Sauvagetらは、広島長崎の疫学データを活用し、脳卒中による死亡に対する緑葉野菜や果物の予防効果を検証しています。[3] 果物を週1回以下摂取する群を1とした場合、脳卒中死亡率の相対危険は、毎日果物を摂取している群では男性0・65（95％信頼区間 0・53−0・80）、女性 0・75（同 0・64−0・88）と大きな抑制効果を認めています。緑葉野菜及び果物摂取による脳卒中および脳出血・脳梗塞の死亡率の抑制効果を表3−2に示します。脳卒中による死亡について、緑葉野菜も果物も20％から35％の抑制効果を示しますが、タイプ別では、脳出血による死亡は、緑葉野菜では抑制効果は認めず、果物では効果を認めています。また、脳梗塞については、両者とも抑制効果があり、脳卒中の死亡でもタイプによって効果は異なるようです。

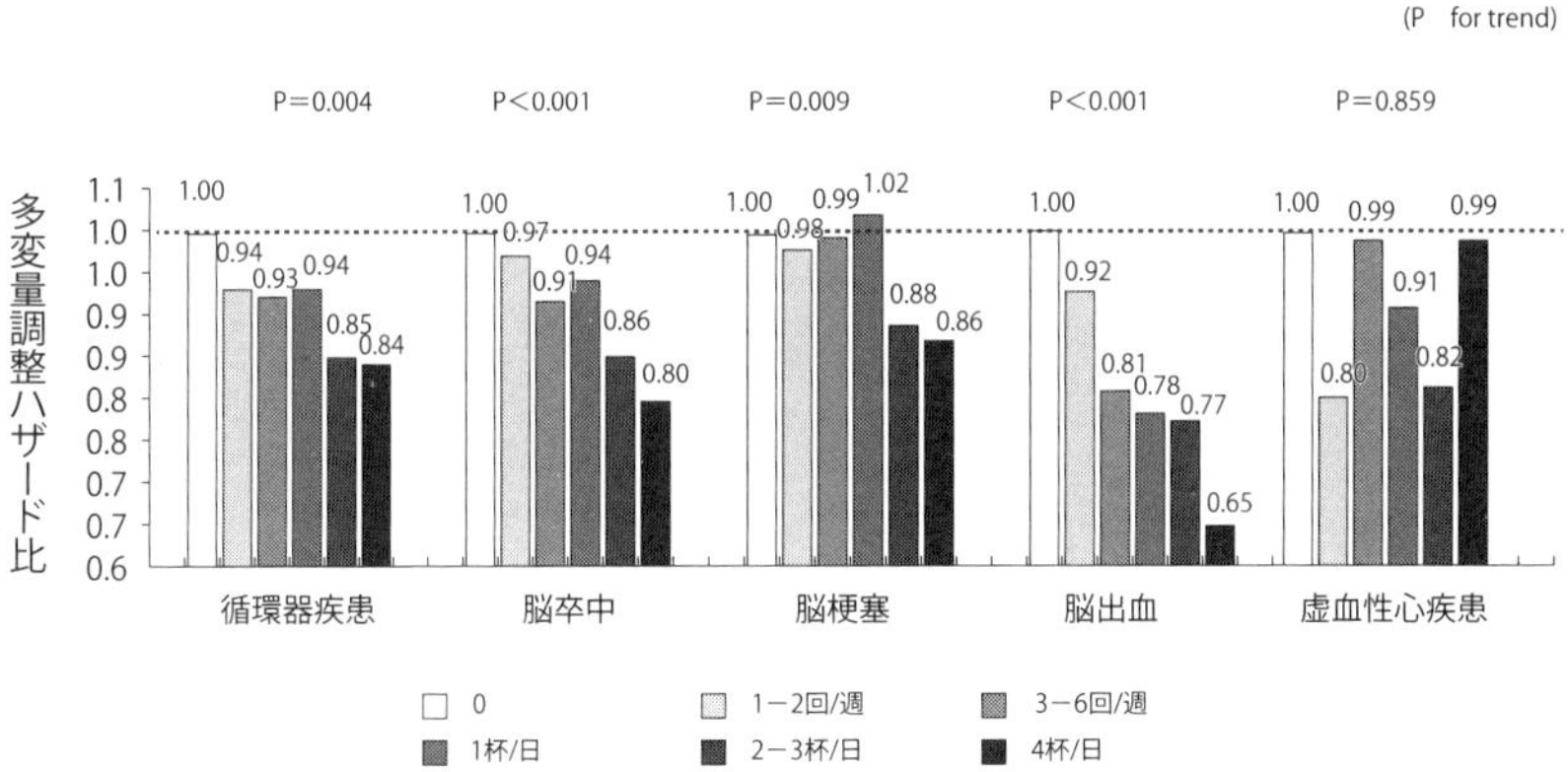

図3-31　緑茶と心血管疾患のリスク[4]

KokuboY, et al. Stroke 2013; 44: 1369

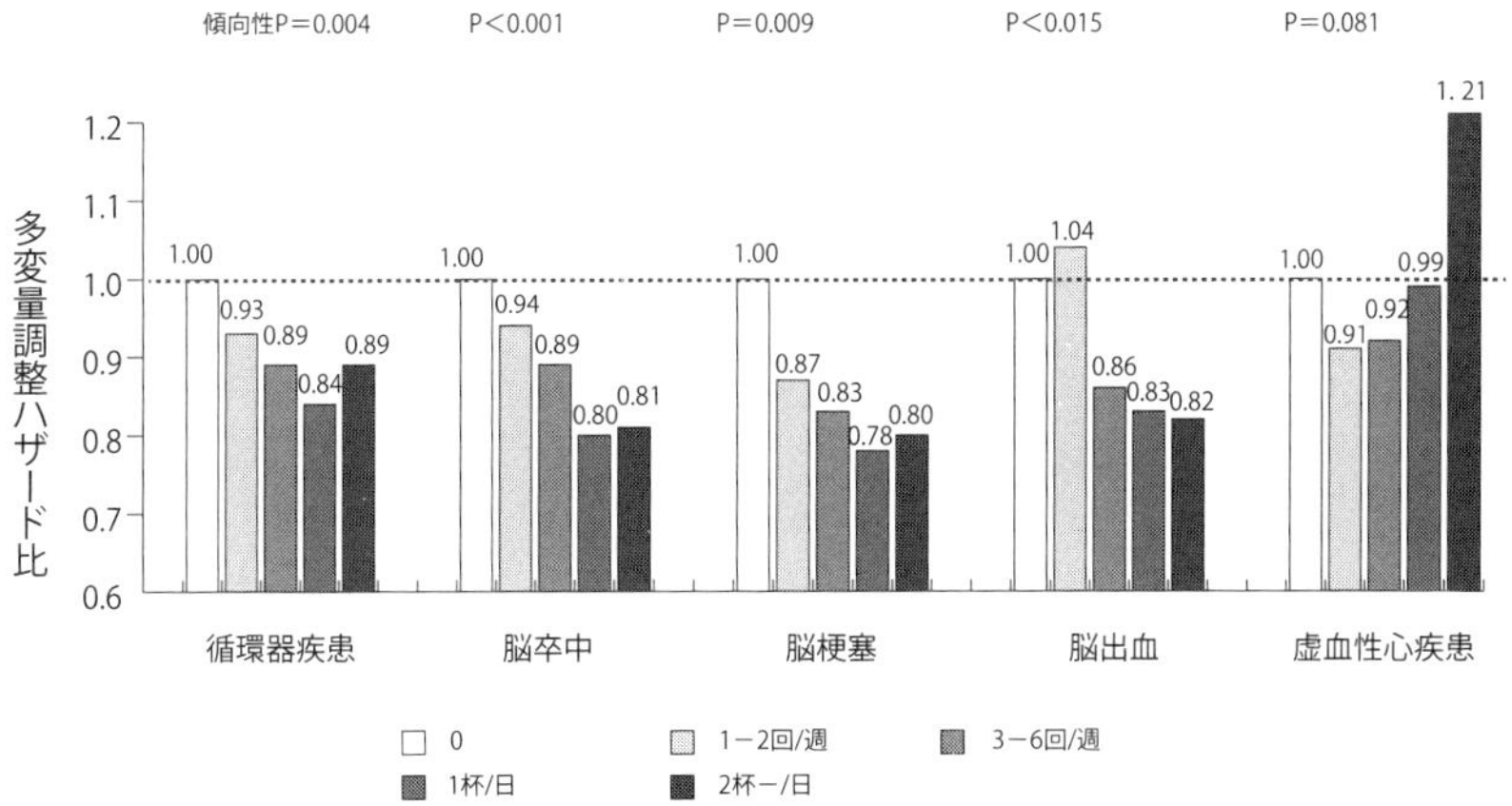

図3-32　コーヒーと心血管疾患のリスク[4]

KokuboY, et al. Stroke 2013; 44: 1369

我が国を代表するコホート研究として、The Japan Public Health Center based prospective (JPHC) study があります。40–69歳の男女14万人以上を5・10・15年に観察を行っており、多くの知見を提供しています。Kokuboらによると、緑茶やコーヒーをよく飲むほど心血管疾患のリスクが低下する傾向にあることが示されています（図3–31、3–32）。[4] さらに、がんについても知見が集積されており、高摂取群でリスクが低い食品・栄養素や高摂取群でリスクが高い食品・栄養素についてまとめられていました（表3–3）。[5] 表からも明らかなように、同じ食品や栄養素であっても、ある疾患のリスクを高める一方で、別の疾患のリスクを低下させることがあります。

従って、上記のようながんをはじめ生活習慣病の予防には、やはり、偏り無くバランスの良い食事を取ることが重要であるといえそうです。食事バランスについての指針としては、厚生労働省・農林水産省が策定した「食事バランスガイド」があります（図3–33）。[6] これは、1日に、「何を」、「どれだけ」食べたらよいかを考える際の参考にできるように、食事の望ましい組み合わせとおおよその量をイラストでわかりやすく示したもので、健康で豊かな食生活の実現を目的に策定された「食生活指針」（2000年3月）を具体的に行動に結びつけるものとして、2005年6月に厚生労働省と農林水産省が決定したものです。Kurotaniらの報告によると、この「食事バランスガイド」を元に、バランスの良い食事を心がけている人は、バランスの悪い人と比べ総死亡が7%減少し、脳血管疾患は11%減少することを報告しており、[7]「食事バランスガイド」を順守する意義が示されています。

近年では、栄養素1つ1つの効果を検証することよりも、より実践的なエビデンスを得るた

表3-3　食品や栄養素の摂取量から見た生活習慣病やがんのリスク

項目	よく摂取する群でリスクが低い
野菜/ビタミンB	胃がん、大腸がん、肝がん、心筋梗塞
果物/ビタミンC	循環器疾患、老人性白内障
野菜＋果物	食道がん（男性の扁平上皮タイプ）、肝外胆管がん
大豆製品/イソフラボン	肺がん（非喫煙男性）、近位結腸がん（男性）、限局性前立腺がん、循環器疾患（女性）
魚/n-3系脂肪酸	結腸がん、肝がん、膵がん、心筋梗塞、糖尿病（男性）
乳製品/カルシウム	脳卒中、糖尿病（女性）
緑茶	遠位胃がん（女性）、胆道がん、進行性前立腺がん、脳卒中、全死亡
コーヒー	浸潤性結腸がん（女性）、肝がん、子宮体がん、脳腫瘍、脳卒中、糖尿病、全死亡
食物繊維	循環器疾患（女性）
飽和脂肪酸	脳卒中
項目	**よく摂取する群でリスクが高い**
食塩・ナトリウム	胃がん（男性）、循環器疾患、脳卒中
高塩分食品	全がん、胃がん
乳製品・カルシウム	前立腺がん
肉・赤肉（牛・豚）	結腸がん
米飯	糖尿病（女性）
緑茶	甲状腺がん（閉経前女性）、膀胱がん（女性）
コーヒー	膀胱がん（非喫煙・過去喫煙男性）
海藻	甲状腺乳頭がん（閉経後女性）
清涼飲料	糖尿病（女性）、脳梗塞（女性）
飽和脂肪酸	心筋梗塞
イソフラボン	肝がん（女性）
ヒ素	肺がん（喫煙男性）

国立がん研究センター「多目的コホート研究の成果」2017年2月第4版より作成

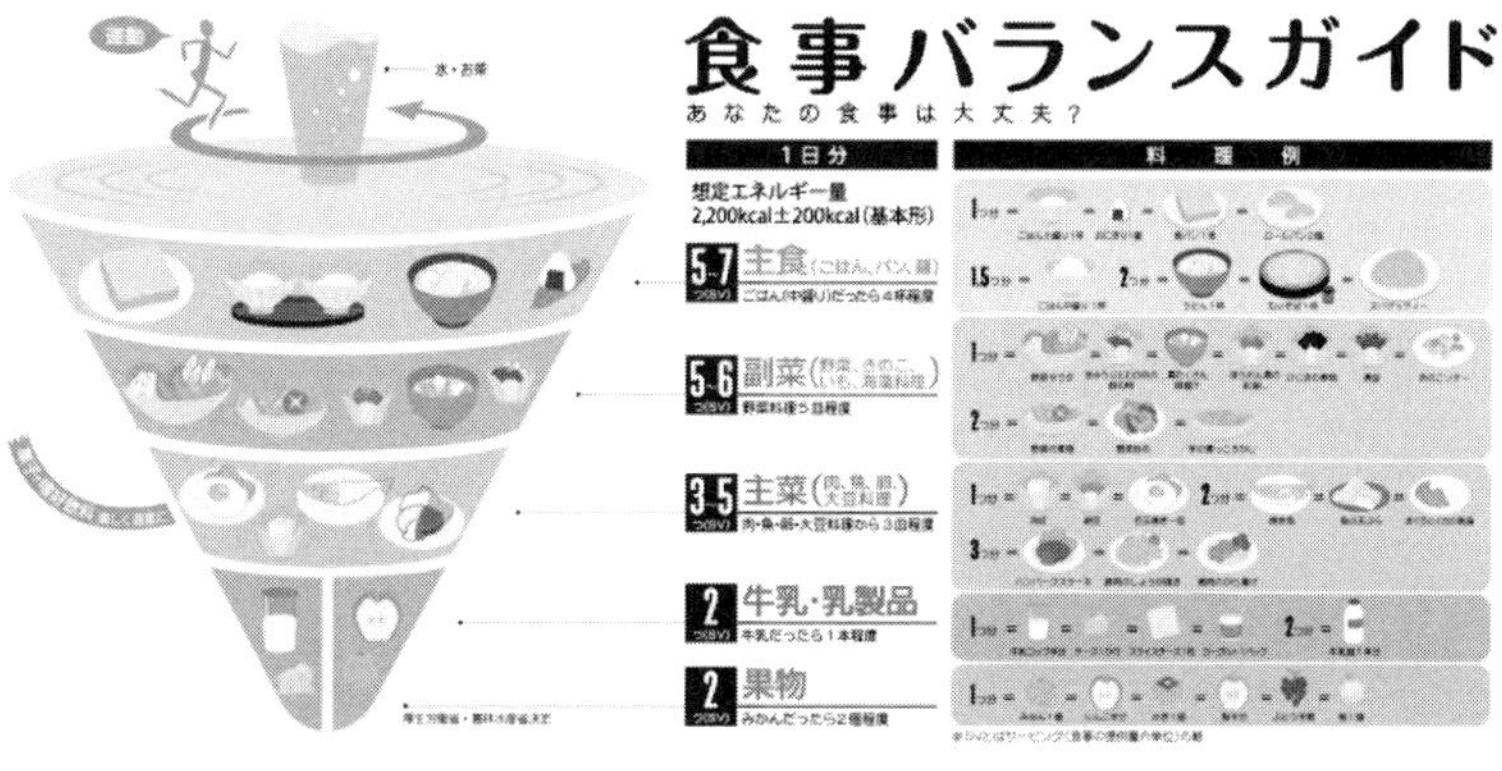

図3-33　食事バランスガイド[6]

め、食事パターンについての検証も広く行われています。自治体職員を対象に調査した研究では、食事パターンと抑うつとの関連を報告しており、健康的な日本の食事パターンである、野菜や果物、キノコ類や大豆製品を多く取るパターンの人ほど抑うつ症状が少ないことが示され、健康的な日本人の食事パターンは抑うつ状態の抑制に関連があることが報告されています。[8]

2. 特定健康診査・特定保健指導による生活習慣病の予防

我が国では、2008年から保険者の義務として、特定健康診査・特定保健指導を導入し、メタボリックシンドロームの予防に国の施策として取り組んでいます。メタボリックシンドロームの診断基準は、腹囲が男性85㎝、女性90㎝以上で、血圧高値（収縮期血圧130mmHg以上かつ／または拡張期血圧85mmHg以上）、脂質異常（中性脂肪150㎎／dℓ以上かつ／またはHDLコレステロール40㎎／dℓ未満）、血糖高値（空腹時血糖110㎎／dℓ以上）の3つのうち2つ以上の場合に診断されます。特定健康診査・特定保健指導は、上記メタボリックシンドロームの予防のために設計されており、メタボリックシンドロームの診断基準よりも厳しい基準を設定し、健診受診者の層別化を行い、リスクに応じた保健指導を行うこととなっています。これまでの保健指導と特定保健指導の大きな違いとしては、実施することだけではなく、その成果を求められるという点です。

著者らは、全国に拠点を持つ健診機関の協力のもと、どれくらいの減量効果を達成することで、メタボリックシンドロームの予防効果が得られるかについて検証を行いました。[9] その結果、指導開始6

か月時に3％以上の減量を達成した群が、3％未満の減量あるいは減量しなかった群と比べて、6か月時の腹囲及び血圧の申告値の改善量が大きかったことを確認しました。また、次年度の健診実測値において、3％減量達成群は中性脂肪、HDLコレステロール、血糖が全て有意な改善を示したのに対し、3％未満減量群では血糖の有意な改善は認められなかったことから、血糖値の改善に至るには3％以上の減量が有効であることが示唆された結果を得ました。さらに、3％減量達成群は他の2群と比べてメタボリックシンドローム罹患率は低く、メタボリックシンドローム脱却率は高かったことからも、3％減量の有効性が確認されました。さらに3か月時に評価を行うに当たって、6か月時に3％減量に到達するための3か月時の減量目標は、2.0％であることを示しました。

特定保健指導など生活習慣病予防における栄養指導の面では、減塩指導が広く行われています。我々は、おいしい減塩を推し進めるため、うま味の成分の一つであるグルタミン酸塩を活用した研究を展開しています。うま味を利用することで、汁物をどれだけ減塩できるかを調査するため、無味無臭である蒸留水を溶媒とし、一般の汁物と同程度（0.9％ NaCl）あるいは低濃度の NaCl 溶液に少量のうま味物質（グルタミン酸塩）を添加した際の、塩味やおいしさへの影響を検証しました。その結果、おいしさについて、0.3％ NaCl に0.3％グルタミン酸塩を加えた溶液がもっとも高い結果を得、うま味を使うことで、一般の汁物と比較しナトリウム量を約60％低減することが可能であることを示しました。[10] さらに、この効果は、性別、年齢、居住地域、出身地、個人的な塩味の好み、および家庭の塩味の好みが異なっても同様の結果を得ました。[11]

２０２３年度から福岡県では、減塩に力を入れており「スマソる？ プロジェクト」と題して、福岡女子大学の学生や管理栄養士として社会で活躍されている方々の協力の下、福岡県産の食材を使って、簡単に調理ができ、出汁や香辛料をうまく活用したヘルシーなレシピを提案し、ホームページで公開しています（スマソる？ レシピ：https://www.kenko.pref.fukuoka.lg.jp/try-smasol/cook/）。筆者も本プロジェクトに関わっており、２０２３年度は福岡県内を8か所「塩と健康」をテーマに市民公開講座を実施しました。メタボリックシンドロームのリスクのある者を対象とすると共に、ポピュレーションアプローチとして、一般住民を対象にした幅広い取り組みも併せて行っていくことは、予防医学上重要です。

3. 食環境整備の視点

厚生労働省は、食や栄養について、「自然に健康になれる持続可能な食環境づくりの推進に向けた検討会」を踏まえ、「健康的で持続可能な食環境戦略イニシアチブ」を２０２２年3月に立ち上げました。[12] ここでは、「食環境づくり」を人々がより健康的な食生活を送れるよう、人々の食品（食材、料理、食事）へのアクセスと情報へのアクセスの両方を、相互に関連させて整備していくことを指すとしています。

勤労世代においては、健康的で持続可能な食環境整備と関連して、近年、「健康経営®」への取り組みの高まりもあり、食堂を中心とした取り組みが報告されています。農林水産省が公開している「企

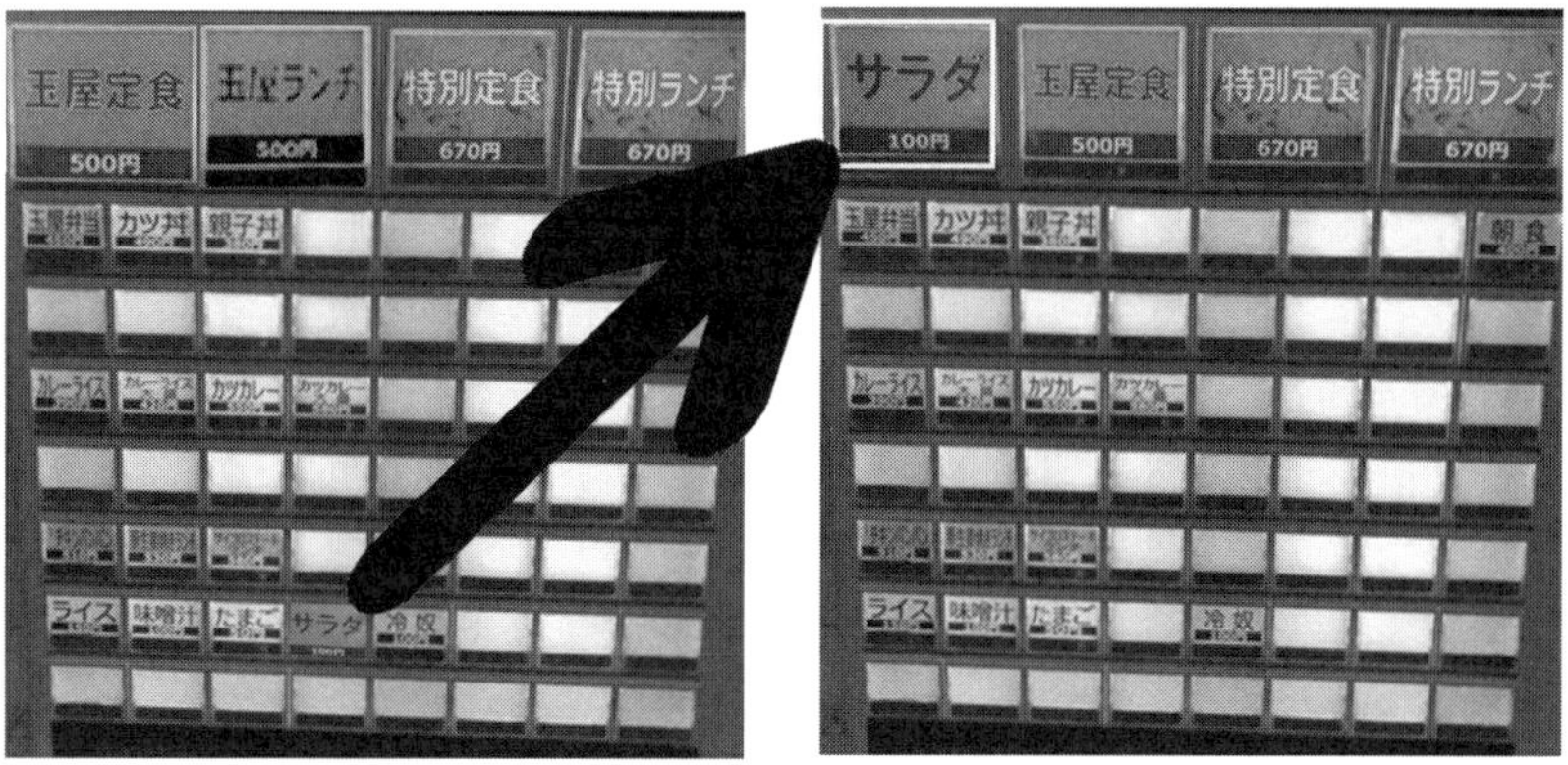

図3-34　券売機におけるナッジ導入[17]

業の食育推進事例集」は多くの情報が掲載されており、実践に役立つと考えられます[13]。

著者らは、食環境整備についての研究の一環として、ナッジの理論を応用した介入研究を行いました。ナッジとは、選択を禁じることも、経済的なインセンティブを大きく変えることもなく、人々の行動を予測可能な形で変える選択アーキテクチャーのあらゆる要素と定義され[14]、選択の余地を残しながら「肘で軽く突く」ように、人の行動をよりよい方向に導く手法で、色々な取り組みが行われてきています。例えば、駅のキオスクにおいて、商品配置を調整することの効果[15]、職場のカフェテリアで、健康的な食品をルートの先頭に配置することの効果などです[16]。著者らは、自治体の食堂の券売機に対するナッジの理論を活用した介入として、サラダのボタンを視線の位置に移動しました（図3-34）。その結果、サラダの売り上げが増え、料理の選択を健康的な方向に導くことが示されました[17]。

以上のように、食環境整備を進め、自然と健康になれる持続可能な食環境づくりを推進していくことは、ポピュレーションアプローチにもなり、今後さらに重要性が増してくると考えられます。

4．人生100年時代における青年期（勤労世代）の食・栄養面

人生100年時代を想定した食と栄養面での健康を考えた場合、上記のメタボリックシンドロームをはじめとする生活習慣病予防対策としての過栄養の視点に加え、低栄養の視点も重要となってきます。日本整形外科学会は2007年にロコモティブシンドロームの概念を提唱しました。ロコモティブシンドロームは、運動器の障害のために移動機能が低下した状態を指すものです。また、近年、フレイルやサルコペニアといった概念も注目をあびています。食と栄養の面では、これらの背景に低栄養が課題となります。2019（令和元）年国民健康・栄養調査によると、65歳以上の高齢者の低栄養傾向の者（BMI ≦ 20 kg／m²）の割合は、男性12・4％、女性20・7％で、この10年間で見ると男女とも有意な増減は認めていません。[18]

勤労者ではなく地域住民の結果ですが、40歳から70歳までを対象として、メタボリックシンドロームとロコモティブシンドロームをどれだけの人が併発しているかを調べた調査があります。[19] その結果によると、メタボリックシンドローム及びその予備軍は約2割、ロコモティブシンドロームの割合は約6割、両者を併発するものは男性11・3％、女性4.5％であったと報告しています。また、両者を併発する者は男女とも、ロコモティブシンドローム単発の者と比べ、BMIは有意に高く、下肢筋力や立ち上がりテストの点数が低いとの結果も報告されています。つまり、メタボリックシンドローム対

策とロコモティブシンドローム対策の両者を見据えた保健指導が大切となってきます。

共通して言えることとしては、食品摂取の多様性を高めていくという視点だと考えられます。肉、魚介類、卵、大豆・大豆製品、牛乳、緑黄色野菜、海藻類、いも、果物、油を使った料理、これらを「ほぼ毎日食べる」かどうかで評価する食品摂取多様性得点（Dietary Variety Score: DVS）があります。DVSが高い者ほどたんぱく質摂取量が増え、栄養素密度が高くなり（図3-35）、除脂肪量や四肢骨格筋量、握力、そして通常歩行速度が高いという報告もなされています。[20] これらの効果は高齢者に対する効果ではありますが、勤労世代でも食品摂取の多様性は重要な指標となります。若者と高齢者を対象に食品摂取の多様性と食事の質との関連を調査した結果では、高齢者でも若者でも、多様性が高いほど塩分、糖質、飽和脂肪酸の摂取量が低いことが示され健康関連アウトカムとの関連も示唆しています。[21] さらには、日本の調査で、食品摂取の多様性の高さは、中高年者の知的活動の低下の予防効果もあることが報告されています。[22]

また、研究面においては、食べる時間と栄養素や食品と

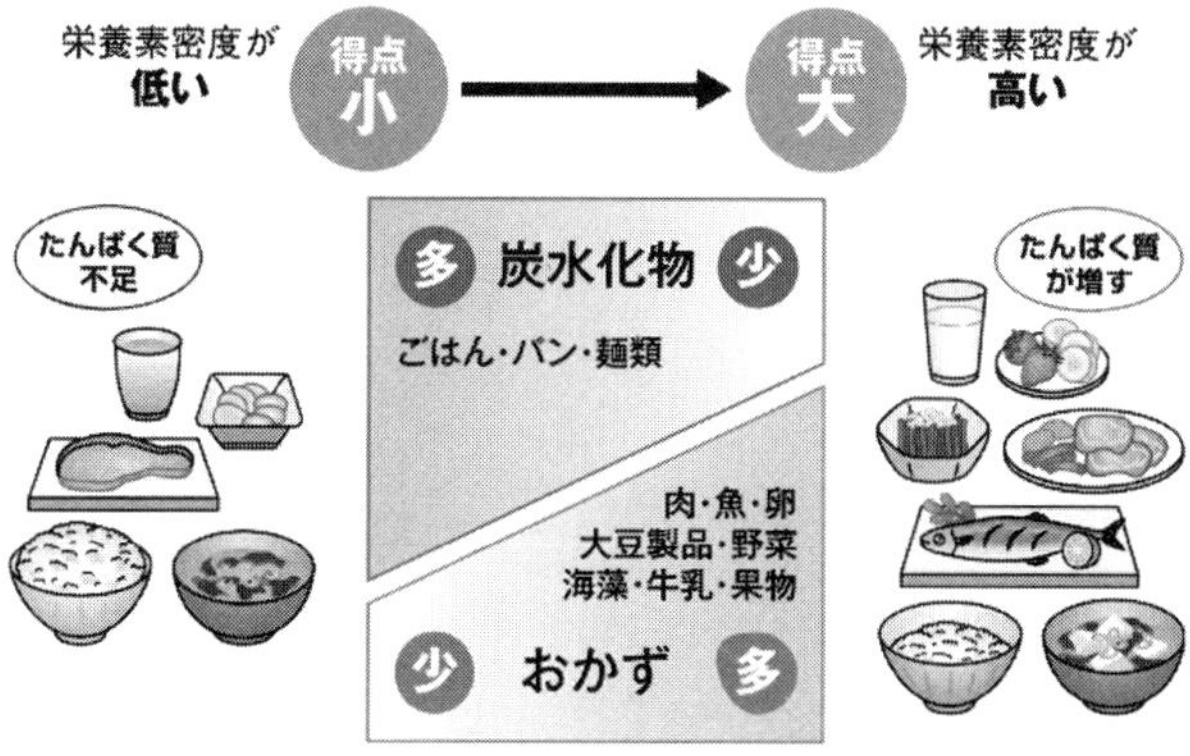

図3-35　食品摂取の多様性得点の特徴

公益財団法人長寿科学振興財団HPから

の組み合わせを研究する「時間栄養学」の考え方も出てきており、交代勤務における食事指導等への応用など、食・栄養分野の研究は今後更に大きく展開していくことが期待されます。勤労世代の健康管理を担う産業保健において、食・栄養面の位置づけはその重要性が増すことが考えられ、管理栄養士との綿密な連携は今後さらに重要となります。

第3項　勤労者のメンタルヘルスと健康：ウェルビーイングの実現

100年時代の心身の健康とは

はじめに

2023年の統計によれば、65歳以上の高齢者は、総人口の約3割を占めるようになりました（2023年9月15日時点で、3，623万人で総人口に占める割合は、29・1％で過去最高）。また戦後生まれの団塊の世代となっている75歳以上は、初めて2，000万人を超え、100歳以上は、全国では9万2，139人でこちらも過去最多を更新しています。高齢化に伴い、人口減少も進み2017年に1億2，671万人あった人口は、2040年には1億1，000万人程度まで減少する見込みです。同時に、労働人口も減少していくことが危惧されています。超高齢化が進む社会では、人生をマルチステージと捉えて、年齢に関係なく仕事を持ち社会に参画することで労働力を確保し、国力を維持すると共に、〝人生100年時代〟を一人ひとりが豊かで健康的に生活することが望まれています。

さらに2020年の新型コロナウイルス感染症の流行といういわゆるコロナ禍を機会に、急速に社会のデジタル化が進み、働き方を含めたライフスタイルが多様化してきています。テレワークによる在宅勤務やフレックスタイム制など、働く場所や時間を働く人が自由に選択できる働き方が広がりつつあります。企業と労働者の雇用形態もメンバーシップ型という終身雇用型から、ジョブ型という仕事に合わせて人を雇用する形へと変化しつつあります。副業、兼業などを認める企業も増えてきました。年齢、性別、国籍などのボーダレス化が進みつつあり、各々が自らのライフスタイルに合った働き方を選択し､労働の流動化が活発となり､多様な人々が活躍できる社会を目指しています。さらに、2023年に入り、生成AI等に代表されるデジタル技術革新が飛躍的に進展し、働き方も含めた社会の在り方がさらに変容する可能性が出てきました。

ウェルビーイング（well-being）を目指す社会

働き方、生き方が多様化する中で、一人ひとりが「ウェルビーイング（well-being）」な状態にあるという言葉が注目を集めています。ウェルビーイングは、単に身体的、精神的だけでなく、社会的にも良好な状態にあることを表す言葉です。従来の健康増進が、疾病の予防に重点を置かれていたのとは違い、ウェルビーイングは、その人がその人らしく「幸せ」に社会の中で生きている状態を目指しています。

人の身体は、肉体的には、年齢を重ねるにつれて劣化してくることを免れません。しかし、肉体的には衰えていくという老化の中にあっても、「幸福」は保つことができるはずです。その人が病気である、なしに関わらず、その人らしい「幸福」が存在していることが大事です。それが、生涯にわたってのウェルビーイングの実現です。

ウェルビーイングに必要な「居場所」

では、このウェルビーイングを高めるためには、何が重要でしょうか。ウェルビーイングと深い関係があるのが、「居場所の数」といわれています。令和元年度の内閣府の調査でも、「居場所の数」が多ければ多いほど、ウェルビーイングと関連する「今の充実感」や「自己肯定感」、「チャレンジ精神」、「社会貢献意欲」が高くなることが報告されています。[1]

この「居場所」とは、「自分が自分らしくいられる場所」「自分らしさを認識したり、形成したりできる場所」と考えます。物理的な場所に限らず、心理的な場所もあり、人とのつながりによる場所でもあります。

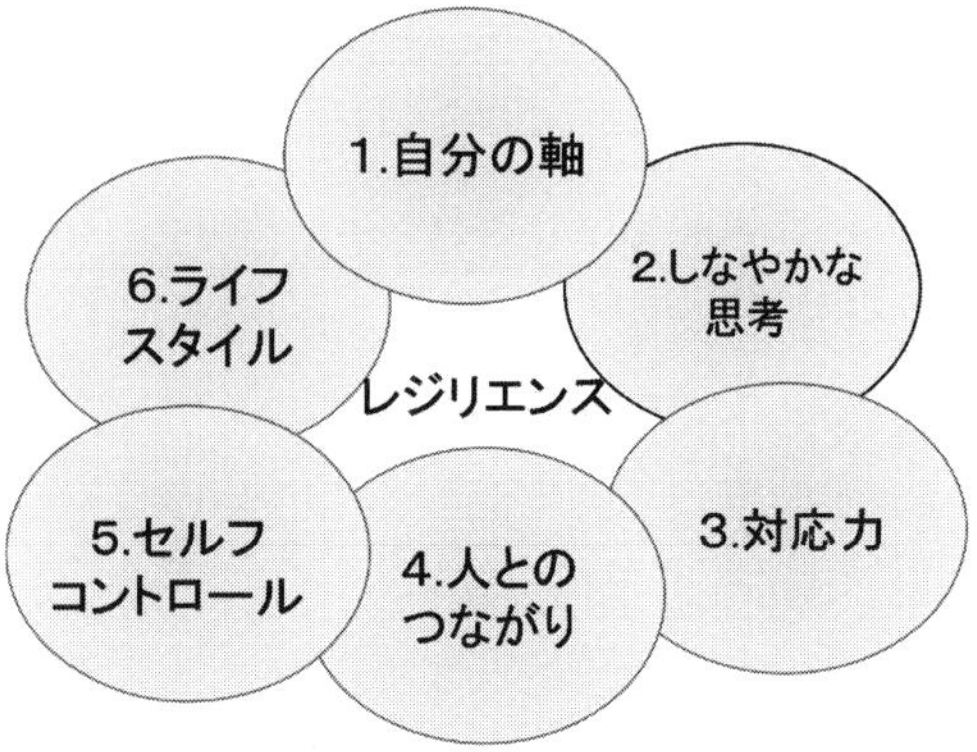

図3-36　レジリエンスに関わる6つの要素
文献(2)より作図（一部改変）

勤労世代にとって、職場は一つの「居場所」です。職場という居場所で、自分らしくいられることは、ウェルビーイングの高い状態といえます。忙しくて家と職場の往復となり、それ以外の居場所がない場合は、ひとたび仕事が思うようにいかずに、ストレスを抱えた際に心身の不調に陥ってしまうという例も少なくありません。

「居場所」とレジリエンス

ストレス、特に環境の変化に対して、しなやかに回復する力のことをレジリエンスといいます。レジリエンスを構成する主な要素について、市川佳居氏らは、1.自分の軸　2.しなやかな思考　3.対応力　4.人とのつながり　5.セルフコントロール　6.ライフスタイルの6つ（図3-36）を掲げています。[2] 例えば、1.の「自分の軸」とは、自分の価値観がしっかりとしていることを指します。ただし、自分の価値観は大事ですが、それだけで物事を見てしまうと、ひとりよがりの判断になり、自分の強みも適切に認識できないということもあります。2.の「しなやかな思考」は、自分と違う意見に耳を傾けられる力であり、4.の「人とのつながり」とは、自分が誰かから頼られ、また人をサポートできる力のことを指します。職場内で失敗をしても助けてもらえる、これがダメならこの方法もあるかもしれない、と自分とは違った意見をもらい、それに耳を傾けるしなやかな思考ができる。そのようなサポートが双方向で出来るという周囲との関係性を築ける「居場所」があるということが鍵となります。

「居場所」（サードプレイス）を持つ

できることなら居場所は複数つくることが望ましいです。自分らしく振る舞える場所があり、ポジティブなコミュニケーションが取れる場所があればあるほど、日々の生活が楽しく有意義なものになるでしょう。「職場」や「家庭」が自分らしくいられる場所であればそれは望ましいのですが、必ずしもそうとは限らないのです。となれば、「職場」や「家庭」以外での「居場所」をいつから、どのように作っていくかということが重要になってきます。

「家庭」（ファーストプレイス）でもなく、「職場」（セカンドプレイス）でもない「居場所」は、サードプレイスともよばれています。コロナ禍以降に普及したテレワークによって、家でもなく職場でもなく働けるオフィス、いわゆるサテライトオフィスと呼ばれるワークステーションをつくり、職場の同僚以外、他企業、異業種の人達とオフィスで出会いをつくり、サードプレイスとなりうるポテンシャルを持ったオフィスづくりという活動も始まっています。[3] さらに副業など一つの企業という「職場」以外のサードプレイスとしての「職場」を持つことも徐々に増えつつあります。

一方、一企業で長時間残業を強いられながらひた向きに働き、定年退職を迎える人も我が国では少なくないのも事実です。そうなると、自宅と仕事との往復だけになってしまい、職場以外の居場所（サードプレイス）など持つ余裕もありません。退職後からようやく自宅周辺の地域などで居場所探しをしてもなかなかうまくいかなくなります。

このような時代背景もあって、高齢者のウェルビーイングに関する研究、特に地域での社会的居場所をどのように持つかという研究や実践活動に関する報告も増えてきています。高齢者の地域での居場所づくりは、高齢者本人の努力だけで実現できるものではなく、居住する地域に居場所となる場、つながりがなければなかなか実現できません。そのため、国レベル（内閣府）、地域レベルでも少しずつ、ウェルビーイング関連の高齢者が自らの生活を「活き活きとした人生」とする活動が始まっています。

ウェルビーイングと幸福感

ところで、ウェルビーイングと深く関連するのが幸福感です。幸せな生き方をしていると、健康と長寿に恵まれ、生産性や創造性も高まると考えられるようになってきました。まさに、幸せであることがウェルビーイングの状態であるともいえます。

では、人はどうすれば、幸せになるのでしょうか。2002年にノーベル経済学賞を受賞したダニエル・カーネマン氏は[4]、人の幸福度は収入があるレベルまでは増えるにしたがって大きくなるものの、収入が一定水準を超えると、それ以上は幸福度が上がらなくなるということを科学的に明らかにしました。年収が7万5,000ドル（日本円にして約800万円）を境に、それ以上年収が増えても、収入と幸福度とは相関しないということです。

それでは、人間を本当に幸福にさせるものは何なのでしょうか。幸福学を専門としている前野隆司氏によれば、人間の欲求を満たす「財」には、周囲との比較で決まる「地位財」（収入や社会的地位など）と、他人との比較を前提としない「非地位財」（自由や愛情、感謝、社会への帰属意識など）の二つがあります。「地位財」による幸せは長続きしないが、「非地位財」による幸せは長続きする傾向にあるのだそうです。

たしかに、人はお金や地位を手に入れてしまっても、すぐに慣れてしまうという傾向があります。さらに、自分よりも高いお金や地位を持っている他人と比較をして、今の自分に満足しなくなる傾向があるようです。一方、愛情や感謝で満たされた人が、その状態に慣れてしまって、何も感じなくなるということはまずないでしょう。「非地位財」による幸せは長続きするのです。

人生100年時代となり、終身雇用という前提が崩れて、定年退職後もウェルビーイングな人生を送っていくためのヒントは、会社という組織につながった「地位財」から幸せを求めるのではなく、「非地位財」からの幸せを定年前から育んでいくことではないかと考えます。

前野氏によると、幸福と深い因果関係があるのが、次の因子4つだそうです（図3–37）。

一つ目は、「やってみよう」因子（自己実現と成長因子）です。夢や目標ややりがいをもって、「本当になりたい自分」を目指して成長していくときに、人間は幸せを感じるといいます。

二つ目は、「ありがとう」因子（つながりと感謝の因子）です。多様な人とのつながりを持ち、人を喜ばせたり、人に親切にしたり、感謝したりすることが幸せをもたらす、といいます。

三つ目は、「なんとかなる」因子（前向きと楽観の因子）です。いつも、前向きで、「自分のいいところもわるいところも受け入れる」という受容ができており、「どんなことがあっても何とかなるだろう」と感じる楽観的な人は、幸せになりやすいといいます。

そして最後の四つ目は、「ありのままに」因子（独立と自分らしさの因子）です。人目を気にせず、自分らしく生きていける人は、人と比べすぎずに自分軸をしっかりもっていて幸せであるということです。人目を気にしない人は、他人との比較によらない非地位財を大切にする傾向にあるため、長続きをする幸せを手にいれやすいのだといいます。

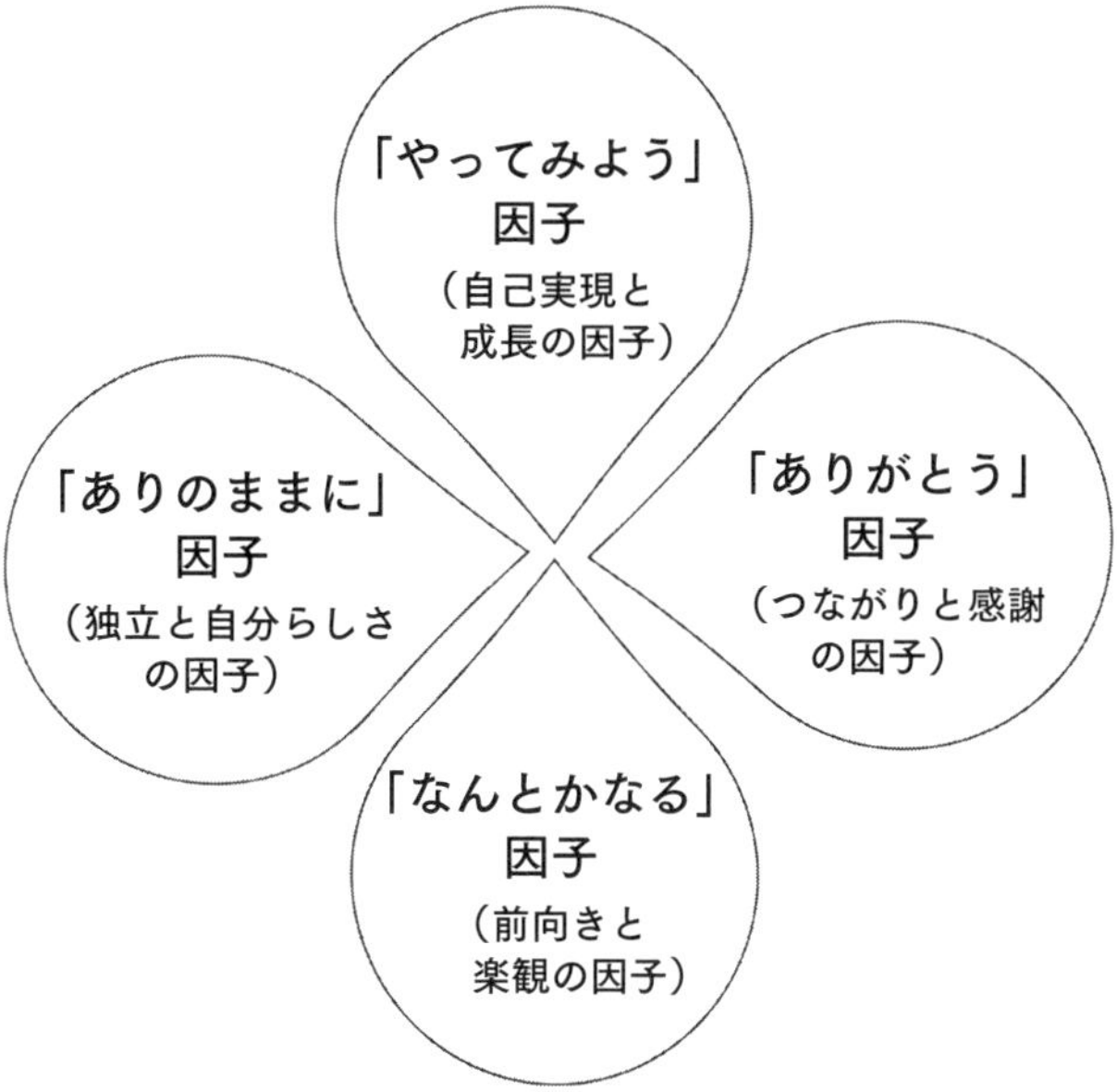

図３-37　幸せの4つの因子（文献⑸より作図）

自己実現と成長、つながりと感謝、前向きと楽観、独立と自分らしさ。この４つの因子を満たすことで人は幸せになれると前野氏は提唱しています。

では幸福とウェルビーイング、この２つのキーワードとして、人生１００年時代の社会をどのように創造していけばいいのでしょうか。

「居場所」づくりと地域活動の研究や実践例

幸福やウェルビーイングを実現する要素として、「居場所」の数や、幸福に関連する因子について説明してきました。一人ひとりが、主体的に行動することで実現することもあるものの、人とのつながりやその人の居場所づくりというのは、個人だけで実現できるものでもありえません。公共政策としての、地方自治体政策として、住民のウェルビーイングを深め向上させる取り組みも始まっています。人々のウェルビーイングを深める方法として、まちづくりのアプローチとしての場づくりです。人々のウェルビーイングを深めるプロセスに欠かすことのできない人と人とのつながりや、他者との対話や協働が生まれうる最小の空間としての「居場所」づくりです。その研究や実践例のいくつかを紹介します。

まず一つ目は福井県越前市におけるウェルビーイング増進を目指した「居場所」と「舞台の場」づくりとその効果に関する研究結果です。[6] 福井県越前市では、自分らしくいられる場所「居場所」だけでなく、自分の可能性を引き出し表現できる舞台性「舞台」という二つの概念と主観的ウェルビーイングとに正の相関関係があることを示しています（図3-38、図3-39）。

さらに、ウェルビーイングなまちづくりを実践している事例の一つを紹介します。港区の「芝の家」とよばれるコミュニティーがあります。これは、港区芝地区の総合支所と慶応大学の協働による「地域をつなぐ！ 交流の場づくりプロジェクト」の拠点として、２００８年にスタートしたものです。

ビルの1階を改装した「芝の家」には、家の中と外とをつなぐ「縁側」のような空間が設けられています。ただし、運営側はあえてそれ以上の「仕掛け」を一切せずに、何もしないことで、利用者の自発性を促し、幸せの4因子が満たされるような空間を創造しました。今では、お年寄りから学校帰りの子供達が集うようです。昭和までの日本には普通にあって、都市と共に消えていったご近所付き合い、人と人とのつながりや支え合いを再生し、子供や高齢者が安心して暮らせる地域づくりを目指しています。子供達が放課後に「ただいま」といって、上がってくる。そうこうし

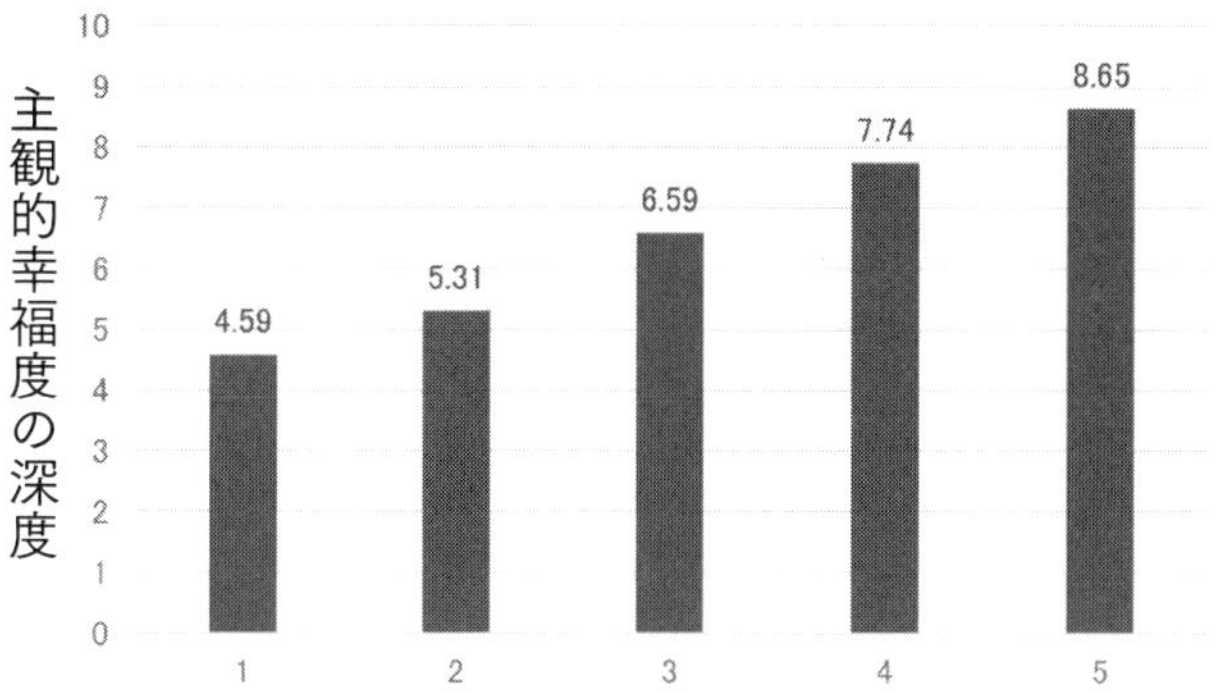

図3-38　居場所実感と主観的ウェルビーイング度
居場所実感「全くそう思わない」1点ー「強くそう思う」5点
文献(6)より作図

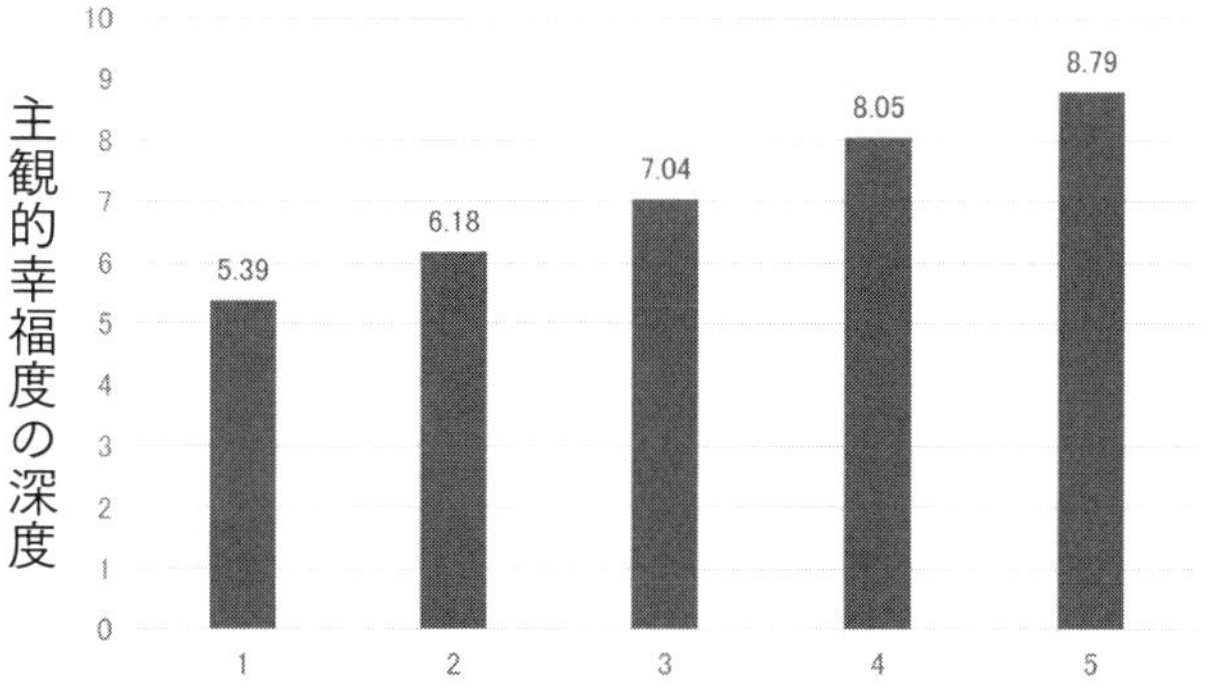

図3-39　舞台実感と主観的ウェルビーイング度
舞台実感「全くそう思わない」1点ー「強くそう思う」5点
文献(6)より作図

ているうちに、ここに集まる人達の間で、「今度の祭りでは○○をやらないか」という話が持ち上がったりするそうです。前野氏の話によると、スマートシティーというとお洒落なデザインをするばかりでなく、一見ムダのようでも、住民が自然に集い、つながりが生まれるような場所を作るべきである、日本中にウェルビーイング・スペースが存在するような社会にしていくことが、幸せなスマートシティーをつくるカギだということです。

おわりに～ウェルビーイングの実現～

人生100年時代に、出来るだけその人らしいウェルビーイングな状態でいる秘訣は、自分らしくいられる場所、その人ならではの「居場所」を持ち続けることでしょう。居場所は家庭や職場のみならず、サードプレイスを持つことにより、周囲の人ともゆるやかにつながりをもつことでもあります。

サードプレイス、フォースプレイス、フィフスプレイスと複数の居場所をつくる活動は、「やってみよう」と自己実現や成長の機会となり、周囲とのゆるやかなつながりも生まれ、「ありがとう」と感謝の気持ちを双方向で交換し、時にはうまくいかなくても「何とかなる」としなやかに考えることができる。そして自分の軸をしっかりと持ち「ありのまま」でいられる。そういう人は幸せであり、レジリエンス（回復力）が強く、ウェルビーイングを実現することができるのです。

第４項　勤労女性における健康づくり

１．働く女性の状況

平成11年に男女共同参画社会基本法が施行され、男性も女性も意欲に応じて、あらゆる分野で活躍できる社会の実現を目指しています。平成27年には女性の職業生活における活躍の推進に関する法律（通称女性活躍推進法）が施行され、働く場面で活躍したいという希望を持つすべての女性が、その個性と能力を十分に発揮できる社会を実現するために、女性の活躍推進に向けた数値目標を盛り込んだ行動計画の策定・公表や、女性管理職比率等の公表が事業主に義務付けられました。民間企業では女性管理職は増加傾向にありますが、上位の役職ほど割合が低い状況です。女性の社会進出が進み、令和３年の総務省・労働力調査によると女性の労働力人口は３０５７万人と前年に比べ13万人増加し、労働力人口総数に占める女性の割合は44・６％（前年差0.3ポイント上昇）と過去最高になりました。働く女性の年齢階層別労働力率を見ると、以前は「25～29歳」と、「45～49歳」（81・２％）を左右のピークとし、「35～39歳」を底とするM字型カーブを描いていましたが、年々、「35～39歳」の労働力率も上昇し、グラフの形がM字型カーブから台形に近づきつつあります。しかし、男女間賃金格差は諸外国と比べ大きい状況で、令和３年の男性の一般労働者の給与水準を１００とした時の女性一般労働者の給与水準は75・2となっています。

働く女性が増える中、女性特有の健康課題も社会の中で注目を浴びるようになってきました。女性は働く時期に性成熟期（18～45歳頃）、更年期（45～55歳頃）、老年期（55歳頃～）と女性ホルモンの影響を大きく受けます（表3-4）。「働く女性の健康推進に関する実態調査2018」（経済産業省）によると、51・5％の従業員が「勤務先で女性特有の健康課題や症状で困った経験がある」という回答をしていました。その課題により「職場で何かをあきらめなくてはならなかったことがある」と42・5％が回答しました。あきらめないといけないと感じた内容（複数回答）については、正社員として働くこと（57・9％）、昇進や責任の仕事に就くこと（48・0％）、希望の職種を続けること（38・1％）、管理職となること（32・5％）、研修や留学、赴任などのキャリアアップにつなげること（27・1％）となっていました。

　働く女性の健康問題の経済影響を調べた「働く女性の健康増進に関する調査結果2016」（日本医療政策機構）[1]では、婦人科系疾患を抱える働く女性

表3-4　年代別の症状やかかりやすい病気（出典 働く女性の心とからだの応援サイト）

年代	症状や病気
10代～20代	月経困難症、性感染症、月経前困難症・月経不順・無月経、月経前症候群（PMS）、子宮内膜症、子宮筋腫、妊娠・出産、貧血、やせ、摂食障害（拒食、過食）、子宮頸がん、甲状腺の病気、うつ
30代	月経困難症、性感染症、月経前困難症・月経不順・無月経、月経前症候群（PMS）、子宮内膜症、子宮筋腫、妊娠・出産、貧血、やせ、摂食障害（拒食、過食）、乳がん、子宮頸がん、甲状腺の病気、うつ
40代	月経困難症、月経不順・無月経、月経前症候群（PMS）、更年期障害、子宮内膜症、子宮筋腫、妊娠・出産、不妊、貧血、生活習慣病、皮膚の乾燥、粘膜の萎縮、泌尿器の病気、乳がん、子宮頸がん、子宮体がん、卵巣がん、甲状腺の病気、うつ
50代	更年期障害、生活習慣病、皮膚の乾燥、粘膜の萎縮、泌尿器の病気、乳がん、子宮体がん、卵巣がん、甲状腺の病気、うつ
60代	生活習慣病、皮膚の乾燥、粘膜の萎縮、泌尿器の病気、乳がん、子宮体がん、卵巣がん、甲状腺の病気、うつ、骨粗鬆症、アルツハイマー・認知症

の年間の医療費支出（1.42兆円）と生産性損失（4.95兆円）を合計すると、少なくとも6・37兆円にのぼるという試算もあります。

女性の健康に関しては様々な取り組みが進められていますが、必ずしもその状況は十分ではありません。女性特有の健康課題について、企業や社会が取り組みを強化することで、生産性の向上や、企業や組織の持続的な成長にもつながることが考えられます。
健康経営においても、女性特有の健康課題に対す

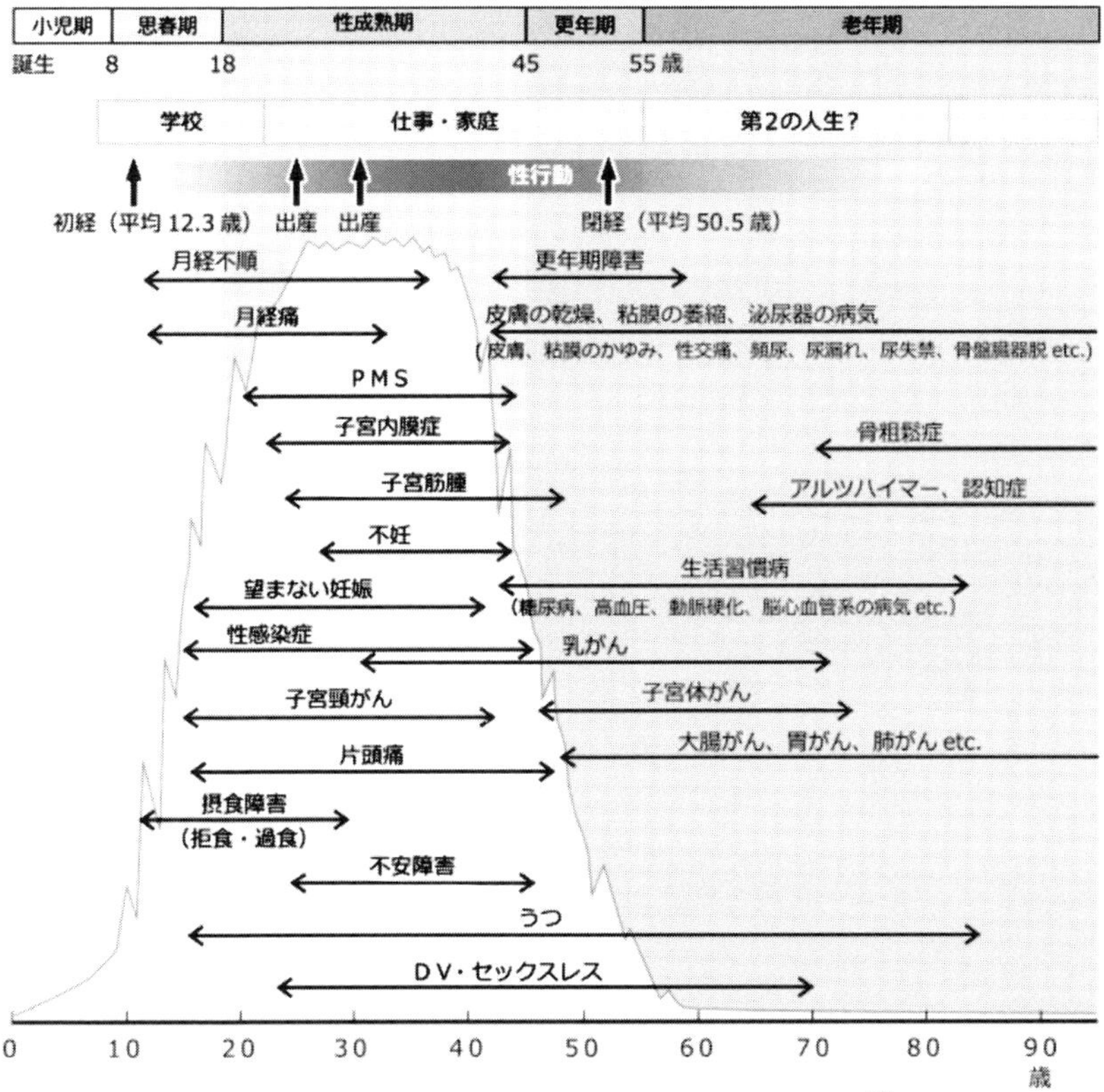

図3-40　現代女性の健康問題（出典　女性の健康推進室ヘルスケアラボ[3]）

る取り組みを健康経営銘柄や健康経営優良法人の基準等において明確化しています。フェムテック（Femtech）という Female と Technology を掛け合わせた造語で、女性が抱える健康課題をテクノロジーで解決する製品やサービスも注目されています。[2] 女性特有の健康課題で望まない離職を防ぐため、働く女性本人だけでなく、企業や社会全体でともに解決していくためにもフェムテックの活用が期待されています。

働く女性の健康課題に関する調査２０１８[4]では、女性に関するヘルスリテラシーの高さが、仕事のパフォーマンスの高さに関連すること、望んだ時期に妊娠することや不妊治療の機会を失することがなかったことに関連することが示唆されています。働く女性自身が、自分の身体を知り、健康に働き続けるためのヘルスリテラシーを高めることで、より働きやすい社会につながることが出来ると考えます。

2. ライフステージ別の健康問題

女性はライフステージによってかかりやすい病気が違い、女性ホルモン（エストロゲン）の影響を大きく受けています。図3-40は横軸を女性の年齢、縦軸は女性ホルモン（エストロゲン）の分泌量を表しています。その中にライフイベントやかかりやすい病気や症状などを配置しています。

① 性成熟期（18～45歳頃）

エストロゲンの分泌量が安定する時期ですが、月経痛、月経前症候群（PMS）、子宮内膜症、子宮筋腫など月経やエストロゲンの分泌が多いことによる病気や症状が増えていると言われています。結婚、妊娠・出産、子育てと人生の大きなイベントがある時期のため、仕事だけでなく、プライベートでも様々な役割や責任を果たさなければならない時期でもあります。女性ホルモンの影響や環境変化等でうつ病などメンタルヘルス不調を起こしやすい時期でもあります。

②**更年期（45～55歳頃）**

閉経の前後約5年ずつの10年くらいの時期で、エストロゲンの分泌が大きく揺らぎながら低下していきます。更年期に現れる様々な症状の中でも症状が重く、日常生活に支障を来す状態を更年期障害と言います。更年期障害の症状には個人差がありますが、症状がひどいとQOLが低下し、体調が悪く就労継続が困難になり、離職してしまう場合もあります。働く女性自身のヘルスリテラシーが向上することで適切な治療につながります。更年期の時期は体調が今までとは違うという理解を周囲がすることが大切です。

③**老年期（55歳頃～）**

更年期の不調から体調が安定してくる時期です。加齢やエストロゲンの分泌低下、過去の生活習慣などが影響し、様々な病気が現れる可能性がある時期です。エストロゲンが低下することで起こる骨粗鬆症や脂質異常症などの生活習慣病は注意が必要です。フレイル、サルコペニア、ロコモティブシンドロームも起こりやすくなりますので、日頃から運動習慣を意識することが大切です。

3. 働く女性と月経

個人差はありますが、日本人女性の初潮の平均年齢は約12歳、閉経の平均年齢は約50歳と言われており、約38年間も月経と付き合っています。前述の「働く女性の健康増進に関する調査2018」（日本医療政策機構）によると、現在または過去に月経による異常症状があった人は49・7％でしたが、その44・6％の人は「何もしていない」と回答していました。月経に関する異常症状が出てから、4か月以上経ってから婦人科・産婦人科を受診した人は52・9％と半数を超えていました。現在または過去に月経前症候群（PMS）のあった人は66％いましたが、その63％の人は「何もしていない」と回答していました。月経前症候群（PMS）の症状が出てから、4か月以上経った後に婦人科・産婦人科を受診したと回答した人が51・3％と半数を超えていました。月経や月経前症候群（PMS）など月経周期に伴う心身の変化による仕事のパフォーマンスの変化を比較したところ、元気な状態を10点とした場合、半分以下になると回答した人が45％と約半数いました。ヘルスリテラシーの高い人の方が月経や月経前症候群（PMS）時などにおける仕事のパフォーマンスが高く、仕事のパフォーマンスが下がる割合も低い傾向がありました。

働く女性は月経日の就労が著しく困難な場合は、生理休暇を請求することが出来ます。生理休暇は1947年より労働基準法（第68条）により定められた休暇です。無給とするか有給とするかは、会社が独自で決めることが出来ます。しかし、「令和2年度（2020年度）雇用均等基本調査」（厚生労働省）によると、女性労働者がいる事業所のうち、2019年度に生理休暇の請求者がいた事業所の割合は3.3％で、女性労働者のうち生理休暇を請求した人の割合は0.9％でした。[5]生理休暇を請求しづらい理由としては、職場の理解不足も考えられます。また、上司が男性の場合、請求しづらいという声もあります。個人差があるため、職場の理解が得にくいこともあります。必要な人が生理休暇を請求しやすくするために、企業として環境整備や研修などが必要と考えます。

月経に伴う体調不良として、月経痛、月経困難症、月経前症候群（PMS）、月経不順・無月経、早期閉経などがあります。また、月経の出血による影響で鉄欠乏性貧血を来すこともあります。子宮内膜症や子宮筋腫、子宮頸がんといった疾患を患っている場合もありますので、若いうちから定期的な検診や受診が必要です。日本では20歳以上の女性が子宮頸がん検診の対象になりましたが、２０１９年国民生活基礎調査によると子宮頸がん検診受診率は２０１９年で43・7％でしたが、若い人の受診率が低いのが現状です。[6]

4. 働く女性と更年期障害

日本人の平均閉経年齢は約50歳ですが、個人差があり、早い人では40歳代前半、遅い人では50歳代後半に閉経を迎えます。閉経前の５年間と閉経後の５年間を併せた10年間を「更年期」といいます。更年期障害も個人差が大きく、症状は様々です。更年期障害の主な原因はエストロゲンが大きく揺らぎながら低下していくことですが、他に加齢などの身体要因、性格などの心理要因、職場や家庭などにおける関係などの社会的要因などが複合的に関与することで発症すると考えられています。更年期障害の症状は大きく3つに分けられます。

①血管の拡張と放熱による症状：ほてり、のぼせ、ホットフラッシュ、発汗など

②その他の様々な身体症状：めまい、動悸、胸が締め付けられるような感じ、頭痛、肩こり、腰や背中の痛み、関節の痛み、冷え、疲れやすさなど

③精神症状：気分の落ち込み、意欲の低下、イライラ、情緒不安定、不眠など

「働く女性の健康増進に関する調査2018」（日本医療政策機構）によると、現在または過去に更年期症状や更年期障害があったと回答した人は41・9％でしたが、その64・4％の人が対処について「何もしていない」と回答していました。症状が出てから4か月以上経った後に婦人科・産婦人科を受診したと回答した人が63・4％でした。更年期症状や更年期障害について仕事のパフォーマンスの変化を比較したところ、元気な状態を10点とした場合、半分以下になると回答した人が46％と約半数いました。リテラシーの高い人の方が、更年期症状や更年期障害でも仕事のパフォーマンスが高い傾向がありました。

5. 働く女性とがん

全国がん登録罹患数・率報告2019[7]によると10代後半から50代後半まで女性のがん罹患率が男性を上回っています。がんの予防や早期発見は重要ですが、これからはがん治療と仕事の両立を考える時代になっています。女性の部位別の罹患数は乳がんが97，142人（22・5％）で最も多く、次に

大腸がん67,753人（15・7％）、肺がん42,221人（9.8％）、胃がん38,994人（9.0％）、子宮がん29,136人（6.7％）の順になっています。女性特有のがんとして乳がん、子宮頸がん、子宮体がん、卵巣がんがあります。

（ア）乳がん：30代から増加し、40代後半が発症のピークです。セルフチェックや乳がん検診で早期に発見できれば、5年相対生存率（2009年〜2011年）は92・3％と他のがんに比べ、予後の良いがんです。

（イ）子宮頸がん：20代後半から30代の発症率が増加傾向です。初期にはほとんど症状がなく、子宮頸がん検診で早期発見できれば完治する可能性が高いがんです。子宮頸がんの発生にはヒトパピローマウイルス（HPV）が関わっています。HPVワクチンを接種することで、HPV感染を予防することができます。5年相対生存率（2009年〜2011年）は76・5％です。

（ウ）子宮体がん：40代から60代の閉経前後の女性に多く、近年増加傾向にあります。初期から不正性器出血や茶色や黒色のおりものが出現し症状が現れた時点で速やかに受診すれば、完治する可能性が高いがんです。5年相対生存率（2009年〜2011年）は81・3％です。

（エ）卵巣がん：40代から60代に多いですが、どの年代でもみられます。初期には自覚症状がなく、早期発見が難しいがんです。子宮がん検診の際に卵巣超音波検査を受けることで、早期発見が可能になります。5年相対生存率（2009年〜2011年）は60．0％です。

医療技術の進歩により、がんの生存率が向上していることなどを背景に、治療をしながら仕事を続けることを希望する従業員のニーズが高まっています。しかし、疾患を抱える従業員に働く意欲や能力があっても、治療と仕事の両立を支援する環境が十分に整っていないことで、就業継続や休職後の復職が困難な状況にあります。がんと診断された従業員が、治療と仕事の両立について相談できる体制づくりや、制度づくりが企業に求められています。

6. 働く女性とメンタルヘルス不調

女性のうつ病患者数は男性より多く、どの年代でも男性を上回っています。女性ホルモンの急激な変化によるものだけではなく、月経、妊娠・出産、育児、介護などによる環境や役割の変化が発症のきっかけになることもあります。女性特有のメンタルヘルス不調には次のようなものがあります。

(ア)月経前症候群(PMS)・月経前不快気分障害(PMDD):黄体期という月経周期の後半に起こり、心身の様々な不快症状を起こします。月経前不快気分障害(PMDD)は月経前症候群(PMS)の重症型であり、特に精神症状により生活に重大な支障が出てきているものを指します。

(イ)更年期のうつ病:更年期の女性に特有な生活面からのストレスによってうつ病を発症するほかに、更年期障害で現れる抑うつ状態や不安、不眠といった精神症状の悪化によってうつ病を発症することもあります。更年期の女性は非常にストレスを受けやすい時期であるため、心身ともに十分に気を付ける必要があります。

(ウ)老年期うつ病:女性は各年代で男性よりもうつ病の患者数が多いが、特に60~80歳代における患者数は女性が圧倒的に多いことが知られています。老年期には様々な喪失体験や慢性的なストレスによる抑うつ状態があります。

（エ）摂食障害：食行動の重篤な障害で、拒食症と呼ばれる神経性食欲不振症と、過食症と呼ばれる神経性過食症に分類されます。神経性食欲不振症は若年者に多く、40歳以上では稀で、90％が女性です。神経性過食症は20代に多く、90％が女性です。どちらも痩せ願望や肥満恐怖を持っています。心身両面での治療が必要ですが、どちらも症状が進行するほど治療が難しくなりますので、早期の対応が求められます。

7. 働く女性とその他の病気

２０２０年の国民生活時間調査[8]によると、日本人男性の平日の平均睡眠時間は7時間20分、女性の平均睡眠時間は7時間6分という結果になっています。その中でも特に睡眠時間が短いのは50代で6時間36分、40代で6時間53分となっています。仕事や家庭での役割が増え、自分のことを後回しにしてしまい、結果として睡眠時間を削ってしまう傾向にあります。睡眠不足は様々な病気の原因になります。

（ア）生活習慣病：高血圧症、糖尿病、脂質異常症などの生活習慣病は年齢とともに有病率が上がります。特に女性では閉経後に急激に発症することもありますので、若い頃からの生活習慣への注意が必要です。定期健康診断などを受診することで、病気の早期発見につなげることが出来ますので、企業や社会で健診が受診しやすい環境づくりが求められます。

（イ）甲状腺の病気：甲状腺の病気は男性よりも女性に多く現れます。甲状腺から分泌される甲状腺ホルモンは、発育や心臓の機能調整など、生命を維持するために重要な働きをします。甲状腺機能亢進症は甲状腺ホルモンが過剰に分泌される病気です。20～30代の若い女性に多い病気です。甲状腺機能低下症は甲状腺に慢性的に炎症が起き、甲状腺の機能が低下することで起きる病気です。中高年の女性に多く、更年期症状や自律神経失調症と症状が似ているため、見逃されやすい病気です。

（ウ）アルコール関連問題：女性の社会進出により、女性の飲酒率が上昇しています。女性は男性より身体が小さい、脂肪が多く筋肉量が少ない、肝臓が小さい、女性ホルモンがアルコールの分解を阻害するなどといったことがあります。男性よりもアルコールの血中濃度が高くなりやすく、分解しづらいため、女性では生活習慣病のリスクを高める1日当たりのアルコール摂取量の基準が低く、男性の１／２～２／３の量が望ましいとされています。

（エ）喫煙関連疾患：２０１９年の国民栄養・健康調査[9]によると、現在習慣的に喫煙している人の割合は、女性では7.6％でこの10年でみると有意に減少しています。女性の喫煙は、どのライフステージにおいても健康問題を起こす原因になります。妊娠・出産時には、早産、流産、死産、胎盤異常等の合併症の増加や、胎児の発達障害を生じることが分かっています。喫煙は不妊や早期閉経にも影響を与え、乳幼児突然死症候群の危険因子であると考えられています。更年期以降では、女性ホルモンの低下に加えて、喫煙により動脈硬化のリスクを高めます。喫煙は様々ながんの発症リスクも高めることが分かっています。老年期では骨粗鬆症や認知症、歯周病に伴う歯の喪失等のリスクも高まります。そのため、禁煙はこれらの健康問題を防ぐために最も有効な方法であると言えます。

8．働く女性と社会環境

働く女性はライフステージにもよりますが、仕事や家庭、社会での役割が多く、自分の時間を確保しづらい状況にあります。２０２１年度の「社会生活基本調査」[10]では全年代での家事関連時間（家事、育児、介護、看護、買い物）は男性が51分、女性が３時間24分と家事分担での偏りが見られました。6歳未満の子供のいる世帯での家事関連時間は男性が１時間54分、女性が7時間28分で、全年代での結果よりも偏りが見られました。家事や育児の分担の偏りは、少子化の要因の一つであり、女性の社会進出をはばむ壁にもなっています。２０２１年6月に育児・介護休業法が改正され、男女とも仕事と育児を両立できるように、産後パパ育休制度の創設や雇用環境整備、個別周知・意向確認の措置が義務化されました。２０１９年12月に閣議決定された「第2期『まち･ひと･しごと･創生総合戦略』」において、２０２５年までに男性育児休業取得率を30％と目標が明記されました。男性が積極的に家事や育児に参加することで、男女ともに働きやすく、活躍できる社会になることが期待されます。

9. まとめ

国は女性活躍推進のために様々な活動を行っています。女性活躍推進企業認定の「えるぼし・プラチナえるぼし認定」、子育てサポート企業認定の「くるみん・プラチナくるみん・トライくるみん認定」は認知度も高まっています。しかし、「ポジティブ・アクション」等まだ認知度が低いものもあります。「ポジティブ・アクション」とは男女労働者の間に生じている差を解消しようと、個々の企業が行う自主的かつ積極的な取り組みのことを言います。働く女性が健康に安心して就業を継続するためには、女性自身のヘルスリテラシーの向上は必要ですが、国の制度等の認知度向上、企業の取り組みの強化が必要だと考えます。

第4節 高齢期の健康づくり

第1項 脳を鍛える

1. はじめに

令和5年版厚生労働白書[1]によると、我が国では、2025（令和7）年には高齢者の5人に1人、700万人が認知症になると見込まれており、認知症は今や誰もが関わる可能性のある身近なものとなっています。これを受けて認知症の人が尊厳を保持しつつ希望を持って暮らすことができるよう、認知症施策を総合的かつ計画的に推進することを目的として2023年6月には認知症基本法[2]が成立しました。今後推進される基本的施策の中には「研究等の推進等」として認知症の本態解明、予防、診断及び治療並びにリハビリテーション及び介護方法等の基礎研究及び臨床研究、成果の普及等が挙げられ、さらに「認知症の予防等」として希望する者が科学的知見に基づく予防に取り組むことができるようにするための施策が挙げられています。

人生１００年時代を見据えたときに、健やかな認知機能を保つことは大きな関心事となっている。加齢に伴う認知機能の低下をいかに防ぐかについて、本項では心身の活動の視点から述べていきたいと思います。

2. いわゆる「脳トレ」

「脳を鍛える」、という本項のタイトルから「脳トレ」という言葉を連想する方は少なくなさそうに思われます。２０００年代に登場した認知機能への効果を謳った家庭用ゲームのブームもあり、２００６年には「脳トレ」が新語・流行語大賞のトップテンに選出されるなど注目を集めました。加齢による衰えを防ぐためには、身体機能と同様に認知機能も使わないよりも使った方が良いことに間違いはないでしょう。

認知トレーニングの効果を考える上では、反復したトレーニング課題の成績が向上するだけでは意味がありません。他の認知課題への汎化が期待できるのか、実生活上の物忘れや注意不足を減らすことができるのか、などが重要です。認知トレーニングがもたらす認知トレーニング課題そのものの成績向上にとどまらない効果については、未だ学術的に十分に明らかになっていません。これからの研究の発展が望まれるのが現状です。

3. 認知トレーニングと認知機能

どのような認知トレーニングが認知機能の衰えを防ぎ、認知症の発症を抑えるのでしょうか。ここでThe Advanced Training in Vital Elderly study（ACTIVE）研究よりEdwardsらの報告[3]を紹介します。この研究では2，802名の健常高齢者を無作為に3種類の認知トレーニング群（記憶、推論、処理速度）とコントロール群に振り分けて6週間にわたる10セッションのトレーニングを行い、一部の参加者にはその11か月後に4セッション、また35か月後にも4セッションの追加トレーニングを行いました（図3-41）。

最初の介入直後から10年に至るまでの長期的なフォローアップ評価を行ったところ、フォローアップ期間内に260名が認知症を発症していました。その中で処理速度トレーニング群はコントロール群に比べて29%認知症発症が減少していましたが、記憶トレーニング群と推論トレーニング群には認知症発症リスクの低減効果を認めませんでした。また、処理速度トレーニング群において追加トレーニングの実施は認知症発症リスクを低下させていました（表3-5）。ACTIVE研究の5年間までのフォローアップ[4]においてはいずれの認知トレーニング群にも認知症の発生率に与える影響は見出されておらず、10年間のフォローアップでようやく処理速度トレーニングによる認知症発症リスク低下が示されたかたちです。

認知トレーニングが認知症発症リスクを低下させる効果には、まだ明らかでない部分が大きいといえます。しかし、現時点においては認知トレーニング課題は長考を伴う課題よりも処理速度を要求される課題の方が認知症の予防に効果的である可能性があります。

認知症予防という観点とは異なりますが、米国ニューヨーク大学ラスク研究所では後天性脳損傷による認知機能の障害（高次脳機能障害）を図3－42のように神経心理ピラミッドと呼ばれる独自の方法でまとめ、その後も改訂作業を継続しています。[5] 神経心理ピラミッドでは認知機能の階層構造を示しており、下の階層にある機能はその上に位置する機能に影響を及ぼすと考えています。用語の一般性や科学的検証が必ずしも十分とは言えませんが、認知リハビリテーションの臨床現場で

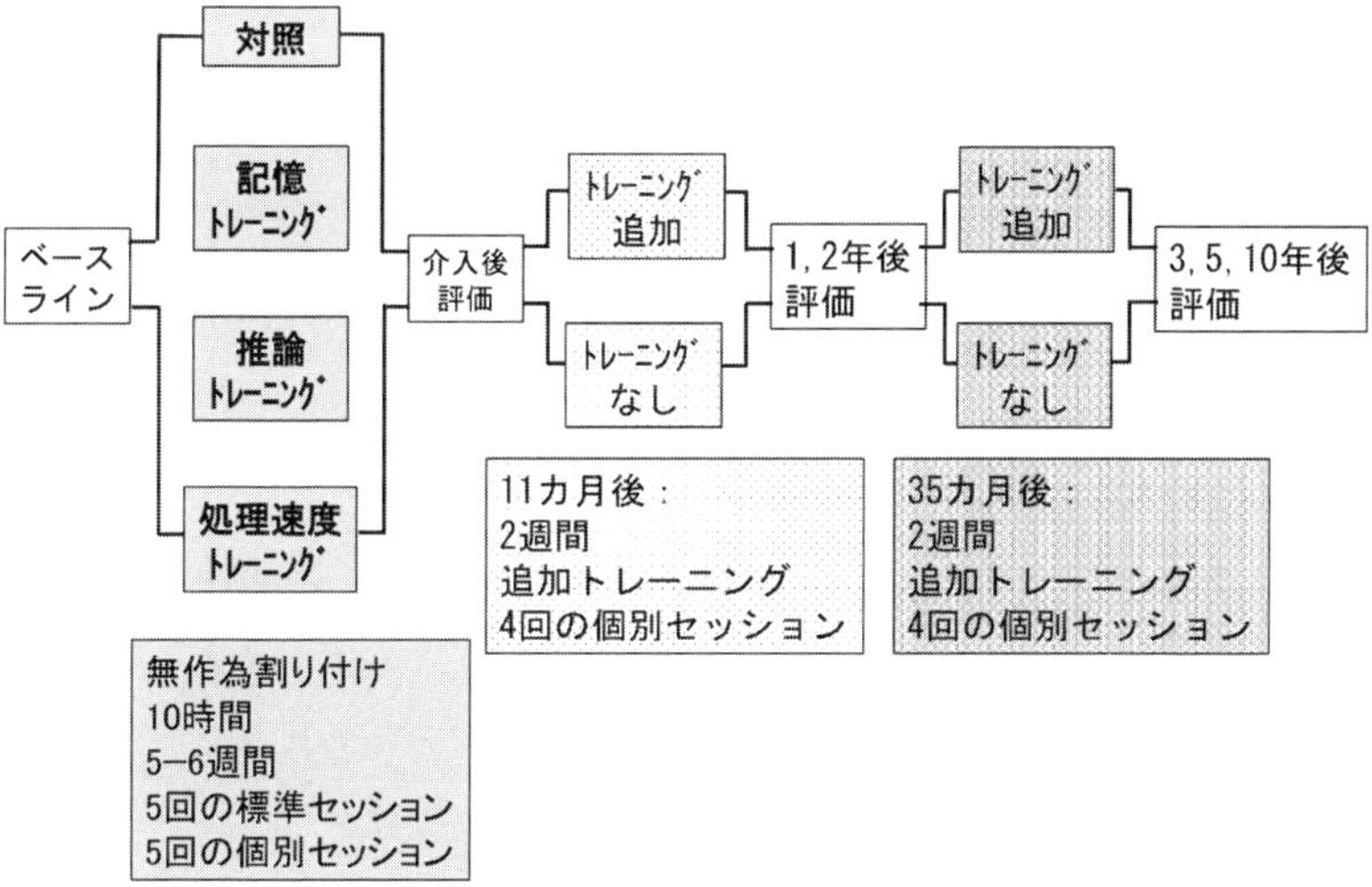

図3-41　The Advanced Cognitive Training in Vital Elderly（ACTIVE）研究デザイン

は有用な考え方として広く受け入れられています。図3-42のように注意・集中力や情報処理速度は記憶や論理的思考力の土台と捉えられており、処理速度トレーニングはその部分へのアプローチであったことになります。

前述のACTIVE研究で採用された処理速度トレーニングは、視覚的探索速度と1つ以上の注意タスクを迅速に実行する能力についてコンピューターを介して行うものでした。情報機器を活用した認知トレーニングは今後へ向けた期待が膨らむ分野です。そのひとつとしてバーチャルリアリティ（Virtual Reality; VR）技術の進歩はめざましく、リハビリテーション治療等への応用も盛んに試みられています。

Kimら[6]は平均年齢70代の認知健常者22

変数	非認知症 (N=2525)	認知症 (N=260)	ハザード比 (95%信頼区間)	p値
トレーニング種別　N (%)				
対照	620 (24.6)	75 (28.8)	1.00	
記憶	639 (25.3)	63 (24.2)	0.79 (0.57-1.11)	.177
推論	627 (24.8)	63 (24.2)	0.79 (0.56-1.10)	.163
処理速度	639 (25.3)	59 (22.7)	0.71 (0.50-0.998)	.049
トレーニングセッション回数　N (標準偏差)				
記憶	11.9 (5.2)	11.6 (5.7)	0.95 (0.90-1.00)	.038
推論	12.0 (5.0)	12.9 (4.1)	0.956(0.91-1.02)	.240
処理速度	12.1 (4.9)	10.8(4.8)	0.90 (0.85-0.95)	<.001

表3-5　認知症リスクに対するトレーニング種類と回数の影響（文献3より改訳）

トレーニングセッション回数に対するハザード比は各トレーニングセッション参加ごとの認知症との関連を示す。

名とMild Cognitive Impairment（MCI）22名に完全没入型VR環境での認知トレーニングを行い、認知予備力がVR認知トレーニング前後の認知機能変化と関連するかを検討しています。トレーニングの内容はスーパーマーケットの入り口で購入品リストを提示され、7つの売り場を回りながら買い物をするもので、記憶、注意、遂行機能のトレーニングを意図しています。約1時間のトレーニングを週2回、4週間にわたって行った結果、認知健常者22名中18名、MCI 22名中20名で認知機能検査バッテリーの成績が向上していました。新しい技術であるVRを用いたトレーニングは従来の机上課題よりも実生活への汎化に優れている可能性があり、長期的な認知機能低下の予防効果について今後の実証が期待されると

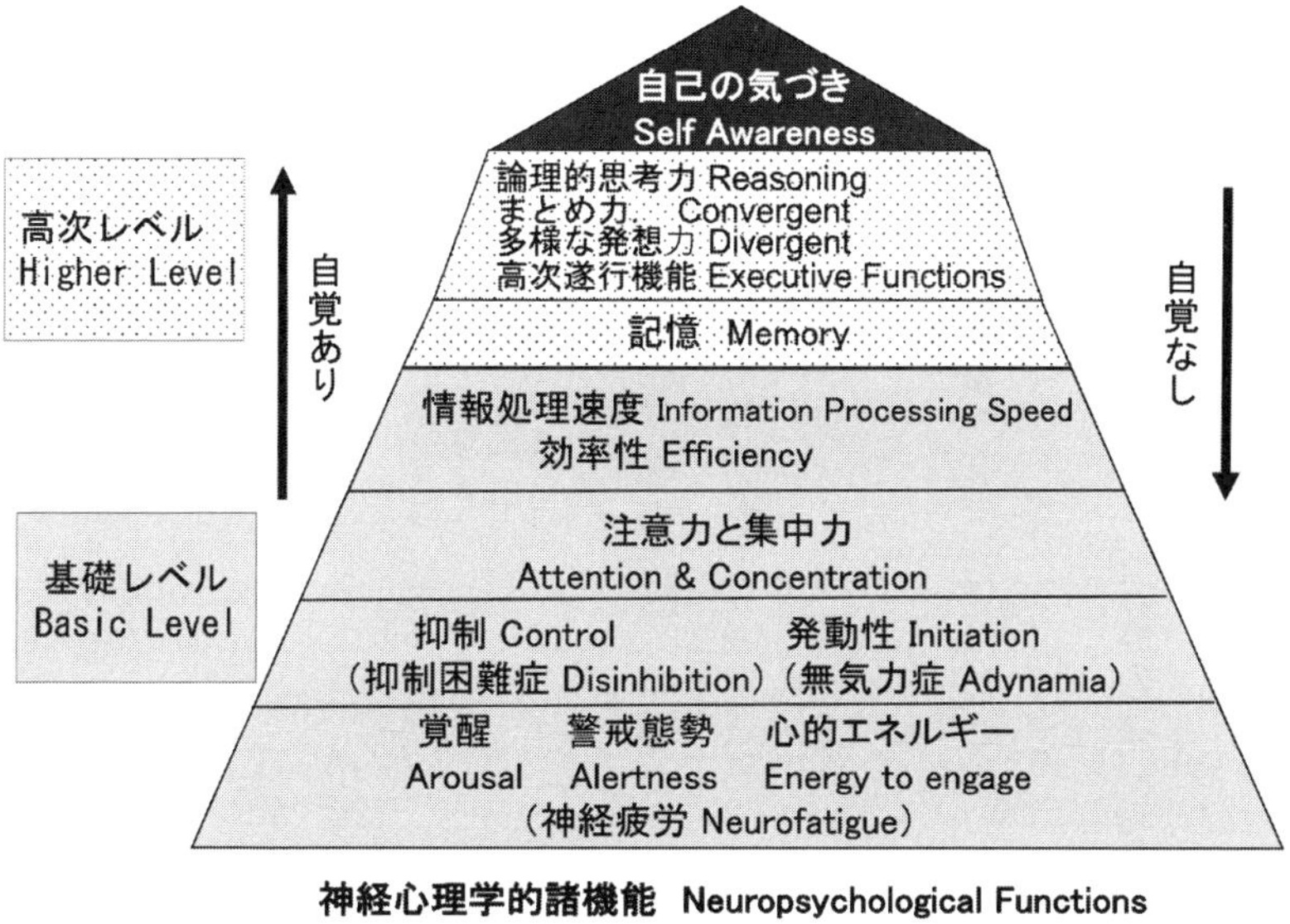

図3-42　神経心理ピラミッド（ニューヨーク大学リハビリテーション部ラスク研究所「脳損傷者通院プログラム」）（文献5より作図）

ころです。

情報機器の活用に際しては、対象者への機器の操作指導に困難を伴う場合があります。治療者がつきっきりで操作を援助していてはマンパワー不足を補いうるという情報機器の利点を生かせません。親しみやすいインターフェースの開発と効率的な操作法の教示が必要です。その一方、現在の中高齢者はすでにスマートフォンでSNSを使いこなしています。これまでの高齢者よりも情報機器への親和度が高く、認知トレーニングへのモチベーションを喚起しやすいかもしれません。

4. 運動と認知機能

はじめに述べた我が国の脳トレブームより以前から、有酸素運動が認知機能に与える好影響について報告されていました。Kramerら[7]は60–75歳の運動習慣のない124名を有酸素運動群（歩行）と非有酸素運動群（ストレッチ等）に無作為に振り分けて6か月間の運動プログラムを行い、当然ながら有酸素運動群においては最大酸素摂取量が有意に向上していました。さらに両群に対して運動プログラム実施の前後に前頭葉機能に関連が深いタスクを課したところ、有酸素運動群においてのみ運動プログラム後にタスク成績の向上を認めたと報告しています。

さらに研究を進めた同グループのColcombeらの報告[8]では60–79歳の運動習慣のない59名を有酸素運動群と非有酸素運動群に振り分けて6か月間の運動プログラムを行い、両群と18–30歳の若年成人20名（運動プログラムには不参加）において運動プログラム前後に撮影したMRI画像を用いて脳容積を調べました。その結果、有酸素運動群でのみ運動プログラム後に脳の灰白質と白質のいずれにも有意な容量増加を認め、非有酸素運動群と健常若年群には有意な脳容積の変化を認めませんでした。有意な容量増加を認めたのが前頭前野と側頭葉であり、これらが加齢に関連した衰えを示しやすい部位であるのは興味深いことです。

近年のRakeshらのレビュー[9]でも認知機能低下を予防する種々の戦略に関して未だにエビデンスが十分でないと述べていますが、レビュー時点でエビデンスが高い戦略として身体活動と血管リスク因子の治療をあげています（表3-6）。他の報告からも、運動は身体の健康増進とともに認知機能へも好影響を与えると考えられています。

表3-6　認知機能低下の予防に関するこれまでの戦略の総合的評価（文献9より改訳）

介入	エビデンスの強さ
身体活動	+ + +
血管リスク因子の治療	+ + +
食生活の修正	+ +
うつ病の治療	+ +
認知トレーニング	+ +
ストレス緩和	+ +
免疫修飾物質[注1]	+
脳刺激[注2]	+
+++, 中等度 ；++低い, ；+とても低い	

注1 アルツハイマー病へのワクチンによる能動免疫やキメラ抗体による受動免疫など
注2 非侵襲的脳刺激法反復経頭蓋磁気刺激経頭蓋直流電気刺激法

5. 余暇活動や街づくりと認知機能

認知トレーニングや運動といった活動は、それぞれ認知機能や身体機能を維持向上させようという目的意識を持って行われることが多いでしょう。それでは活動自体を楽しむことが主目的となる余暇活動について、認知機能低下を予防する効果はどうなのでしょうか。

Lingら[10]は日本老年学的評価研究（Japan Gerontological Evaluation Study：JAGES）の調査データを用いて要介護認定を受けていない高齢者56,624人を6年間追跡し、趣味の質問に有効回答が得られた者のうち、追跡期間が365日未満の者を除く49,705人を分析対象者としました。追跡開始から365日以降の認知症を伴う要介護認定の発生をアウトカムとして、実践者割合が5%以上の趣味の種類（図3-43）およびその数を説明変数とし、基本属性ほか計22変数を調整したCox比例ハザードモデルを用いてハザード比（HR）を算出しています。その結果、追跡期間中に4,758人（9.6%）に認知症を伴う要介護認定が発生した。男女いずれも、認知症リスク（HR）はグラウンド・ゴルフ（男：0.80、女：0.80）、旅行（男：0.80、女：0.76）を趣味としている者において、それらが趣味ではない者と比較して低かった。さらに男性ではゴルフ（0.61）、パソコン（0.65）、釣り（0.81）、写真撮影（0.83）、女性では手工芸（0.73）、園芸・庭いじり（0.85）を趣味とする者で低いことがわかりました。また、男女ともに趣味の数が多くなるほど認知症発症リスクが低くなる有意なトレンドが確認されました（男：0.84、女：0.78）。

ここで先行研究からも認知症予防効果が予想される読書や散歩・ジョギングに関して、この研究で認知症予防効果が示されていないのは意外な印象があります。筆者らは「本や雑誌を読んでいる」と回答した者が男性では全体の72.5%、女性では73.9%にのぼっていましたが、読書を趣味と回答した者は男性では全体の17.2%、女性では14.6%にとどまる（図3-43）など、読書や散歩・ジョギ

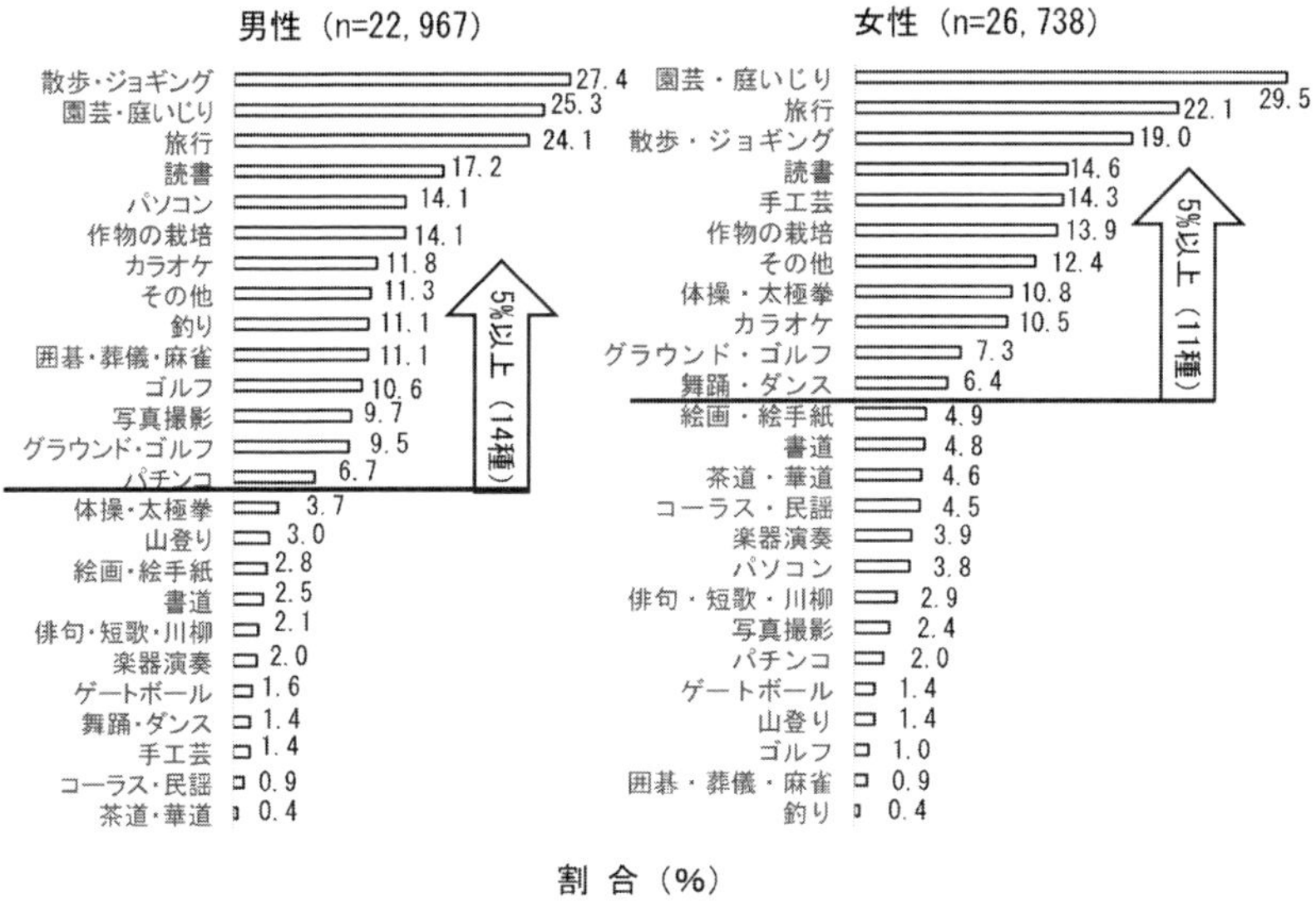

図3-43　趣味の種類の実践者割合（男女別）（文献10より引用）

ングは他の活動と比較して実践者と「趣味」として回答する者との乖離が大きかったことが影響している可能性があると推察しています。

趣味の種類と数が認知症発症率に関与するというこの研究からは、高齢者が生きがいを持って多様な趣味を実践しやすいハード面、ソフト面での街づくりが認知症予防にも効果的であることが示唆されています。人生100年時代における認知症予防には、個人を対象としたアプローチにとどまらず、地域社会が自然に心身の健康を増進できる環境を整えられるような施策が重要であるといえましょう。

6．記憶のしくみ

ある程度の年齢を重ねると記憶力の衰えへの不安が出てきます。加齢による生理的な物忘れは誰しも経験するものであり、生活上の差し支えがあるかどうかが問題となりました。我々の記憶は記銘／登録（覚え込む）、保持／把持（覚えた事柄を貯めておく）、再生／検索（必要時に探して取り出してくる）の3段階から成り立っています（図3-44）。したがって「忘れた」場合には、これらの3段階のうち少なくとも1つ、あるいは複数の段階で失敗していることになります。再認というのはテレビを見ながらどうにも思い出せない出演者の名前を他者が口にすると、「そうだった！」と得心できるような現象です。再生に失敗するが再認は可能であれば、記銘、保持までのプロセスは成功しています。再生・再認いずれもできない場合には記銘もしくは保持、あるいはその両方で失敗していることになります。

7. 記憶のリハビリテーションから

脳損傷後の記憶障害に対するリハビリテーションにおいて、その重症度によってはメモリーノートやスマートフォンの活用など外的補助手段の獲得を指導します。外的補助手段には「情報を貯蔵する」役割と「行動開始の手がかりを与える」役割があります。メモリーノートの活用を促すには、忘れやすいからメモをするようにと単純に指示するだけでは決してうまく

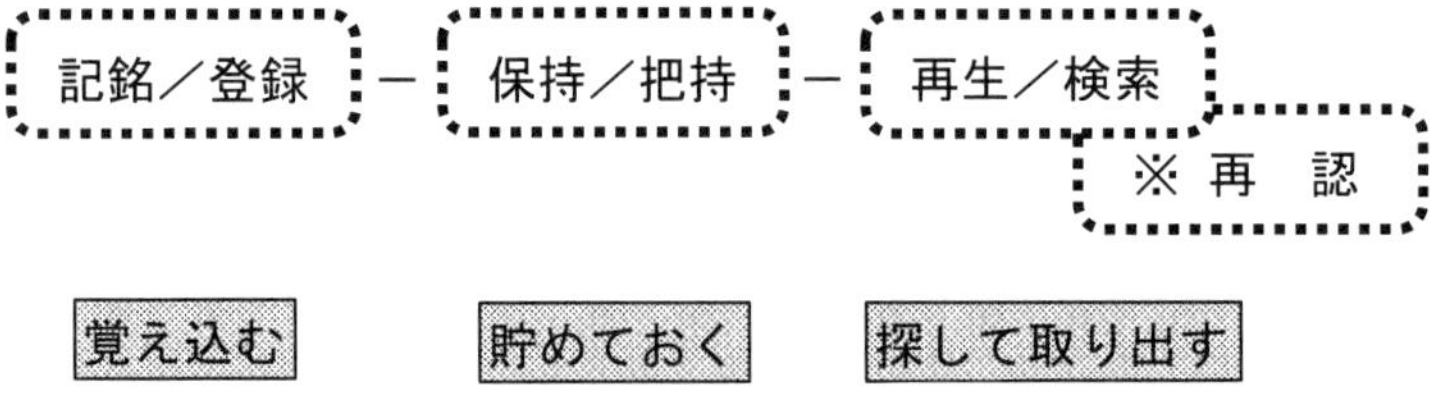

図3-44　記憶の3段階

いきません。まず、メモの必要性をある程度は理解しているかが問われます。次にメモが必要な事柄と不要な事柄を取捨選択する必要があります。メモをとる際には後で見返して理解できるように5W1H（「When：いつ」「Where：どこで」「Who：だれが」「What：何を」「Why：なぜ」「How：どのように）を整理して記入しなくてはなりません。往々にしてメモリーノートの在りかがわからなくなるため、ノートの携行や置き場所についての管理を習慣化する必要があります。メモを取った内容を適切なタイミングで参照できなければ、メモを取った意味が無いので、個々の生活に応じた参照タイミングの練習も重要です。このように獲得すべき内容は多岐にわたり、病識や意欲、記憶以外の認知機能が一定の水準以上に保たれていないと獲得が困難です。導入にあたって本人や家族が外的補助手段に頼ることで記憶障害の改善を妨げるのではないかとの懸念を示すことがあります。外的補助手段を活用して記憶する作業を意識化することが記憶の活性化につながるのであり、改善を妨げる心配はない旨を十分に説明している。記憶障害のリハビリテーションにおける外的補助手段の活用は、発症前には無意識に、いわば力ずくで行っていた記憶する作業を意識化して行うようにするものです。

疾病によらずとも年齢を重ねると記憶力が青年期に比べて低下するのは身体機能と同様です。身体機能で言えば、無意識に歩いていても転倒とは無縁だったものが、次第に転倒のリスクが増してきます。転倒を予防するために踵からの接地を心がける、杖など補助具を使用する、環境を整備するなどが推奨されます。記憶についても、メモを取って活用するには前述したように様々な認知機能が動員されます。記憶する作業を意識化し、メモの習慣をつけて生活を円滑にすることは、記憶はもちろん、その他の認知機能も含めた活性化につながるのではないでしょうか。

8. まとめ

加齢に伴う認知機能低下の予防について、心身の活動の視点から概観しました。机上や情報機器で行う狭義の認知トレーニングに認知機能低下の予防効果を期待できます。トレーニング課題は長考を伴う内容よりも処理速度を要求される内容が効果的である可能性がある。有酸素運動を主とした運動は体力の維持・向上、生活習慣病の予防・治療に加えて認知機能の低下を防ぐ広義の認知トレーニングとしてもたいへん有用です。これからの認知症予防には個人を対象としたアプローチにとどまらず、高齢者が生きがいを持って多様な趣味を実践しやすい環境を整えるための地域へのアプローチも重要であると思われます。

より効果的に脳を鍛え、健やかな認知機能を保つために、今後の生物学的モデル研究、疫学研究などの成果に期待がかかります。

第2項　フレイル、サルコペニア、ロコモティブシンドロームの予防、対策

1. はじめに

高齢期の健康づくりでは、健康寿命の延伸が目標となり、そのためには要介護状態にならないよう

にすることが必要です。２０２２年に厚生労働省が実施した国民生活基礎調査では、介護が必要となった原因で最も多いのが認知症（16・6％）、２番目が脳血管疾患（16・1％）、３番目が骨折・転倒（13・9％）であり、要支援者の原因に限れば、第１位が関節疾患（19・3％）、第２位が高齢による衰弱（17・4％）、第３位が骨折・転倒（16・1％）となっています。[1] 従来からの健康づくりは、脳血管疾患や心疾患にならないように生活習慣病を予防することが主な目的でしたが、高齢者の健康寿命を延伸するためには、転倒や骨折、変形性関節症などの運動器疾患の予防や治療、加齢に伴う筋力低下に対する対策が必要です。そのなかで、フレイル、サルコペニア、ロコモティブシンドロームは、これらの要介護や要支援の原因と密接に関連しており、人生１００年時代の健康づくりで克服しなければならない重要な課題です。それぞれの概念は異なりますが、診断や対策は重なる部分も多く、ここではその概要と対策について述べたいと思います。また、厚生労働省が２０２０年３月に策定した「高年齢労働者の安全と健康確保のためのガイドライン（エイジフレンドリーガイドライン）」の中でもフレイルやロコモティブシンドロームの対策が必要であると述べられており、[2] 産業保健の分野で高齢者の労働災害の予防や健康づくりを行う上でも大切です。

2. フレイルとは

フレイルは英語の Frailty の日本語訳として、２０１４年に日本老年医学会が提唱した用語です。[3] Frailty は虚弱とも訳されていましたが、虚弱という用語は不可逆的に老い衰えた状態のイメージがあり正確な状態を表していないためにフレイルの用語が提唱されました。フレイルは、健康な状態と要介護状態の中間的な状態で、可逆性が特徴的であり、健康づくりによって、予防したり、改善したりすることができる点で重要です。フレイルは、高齢期に生理的予備能が低下することでストレスに対する脆弱性が亢進し、生活機能障害、要介護状態、死亡などの転帰に陥りやすい状態で、筋力の低下により動作の俊敏性が失われて転倒しやすくなるような身体的問題のみならず、認知機能障害やうつなどの精神・心理的問題、独居や経済的困窮などの社会的問題を含む概念です。[3] それぞれ身体的フレイル、精神心理的フレイル、社会的フレイルと呼ばれます（図3-45）。

フレイルの定義として、体重減少、易疲労感、筋力低下、歩行速度低下、身体活動性低下の5項目のうち3項目以上該当した場合をフレイルとするFreidの基準[4]があり、それを基としたCardiovascular Health Studyによる基準（CHS基準）の日本語版（J-CHS基準）が使用されています（表3-7）。[5] この診断基準では5項目のうち3項目以上該当でフレイル、1～2項目該当で健常者とフレイルの中間としてプレフレイル（フレイルの前段階）と診断されます。この診断基準は、身体的フレイルの診断

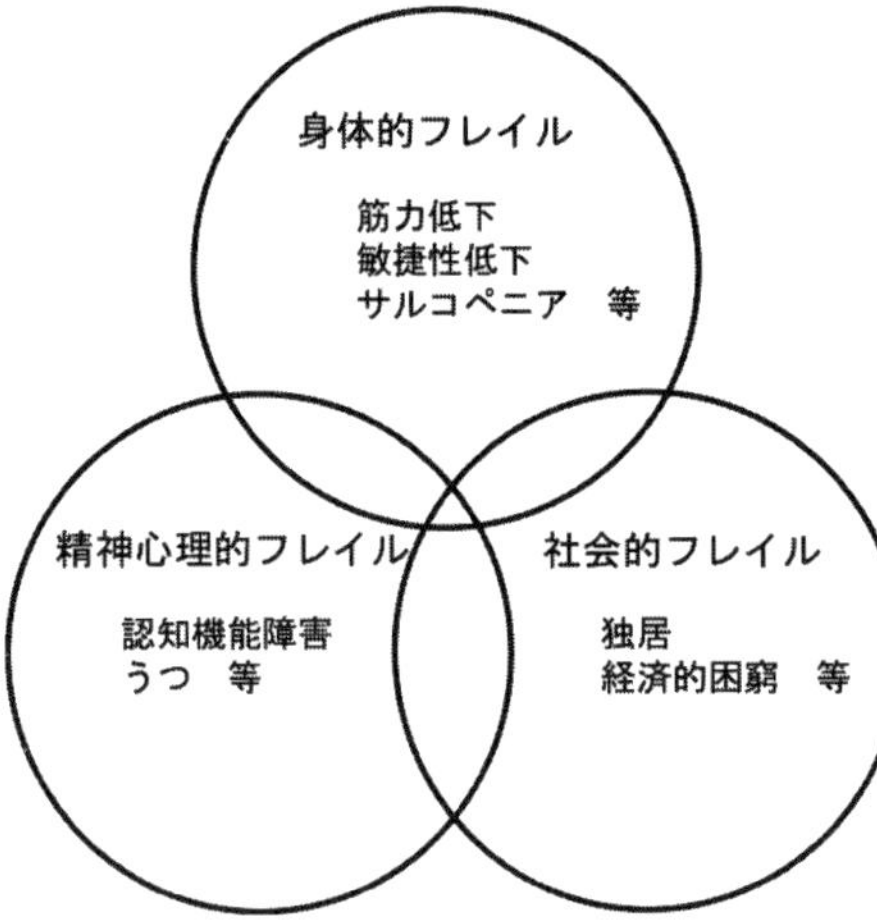

図3-45　フレイルの概念

法として用いられており、精神心理的フレイルや社会的フレイルは含まれていないことに注意が必要です。

また、高齢になって口腔機能が衰えると身体機能や精神機能にも影響を与えます。口腔のフレイルはオーラルフレイルと呼ばれ、その予防が大切です。ヘルスプロモーションとして１９８９年から始まった80歳で自分の歯を20本以上保とうとする「８０２０運動」の達成者は近年５割を超え、一定の効果が得られていると思われます。フレイルの概念の広がりとともに歯の本数に加えて口腔機能を維持することに注目したオーラルフレイル対策が重要と位置付けられました。オーラルフレイルは、老化に伴う様々な口腔の状態（歯の本数・口腔衛生・口腔機能など）の変化に、口腔健康への関心の低下や心身の予備能力低下も重なり、口腔の脆弱性が増加し、食べる機能障害へ陥り、さらにはフレイルに影響を与え、心身の機能低下にまで繋がる一連の現象及び過程と定義されます。[6] オーラルフレイルがフレイルの原因となり、その予防を行うことは負の連鎖を止め

表３-７　フレイルの診断基準（J-CHS基準）[5]

1. 体重減少　6か月で、2kg以上の体重減少 体重減少があれば　1、なければ0
2. 筋力低下　握力：男性 ＜ 28 kg、女性 ＜ 18 kg 筋力低下があれば、1、なければ0
3. 疲労感　（ここ2週間）わけもなく疲れたような感じがする 持続する疲労感があれば、1、なければ0
4. 歩行速度　通常歩行速度 ＜ 1.0 m/秒 歩行速度低下があれば、1、なければ0
5. 身体活動 ①　軽い運動・体操をしていますか？ ②　定期的な運動・スポーツをしていますか？ 上記の2つのいずれも「していない」と回答すれば、1、それ以外は0
3点以上でフレイル、1～2点はプレフレイル

る意味で重要です。

3．サルコペニアとは

サルコペニアは１９８９年にRosenbergが提唱した用語であり、加齢による筋肉量減少を意味し、[7]ラテン語のSarx（筋肉）とPenia（減少）を組み合わせた用語です。本来は加齢による筋肉量減少を意味していましたが、近年では活動の低下や低栄養、がんなどの疾患によって起こる二次的な筋肉量の減少も二次性サルコペニアとして広く使用されるようになりました。また、サルコペニアの定義としては、筋肉量の減少だけでなく、筋力の低下あるいは歩行速度の低下などの身体機能の低下を合併することが必要となっています。

我が国では、Asian Working Group for Sarcopenia（AWGS）の２０１９年の診断基準が広く用いられています[8]（表3−7）。この診断基準は、機器による骨格筋量が測定できる医療施設や研究目的で診断する方法とともに、そのような機器による測定が困難な一般の診療所や地域での簡易な診断方法が示されています。地域でも可能な簡易な診断方法としては、下腿周囲径などによってスクリーニングを行い、その低値を認めた場合に、握力、５回椅子立ち上がりテストを用い、いずれかが低下している場合にサルコペニアの可能性ありと診断します。スクリーニングツールとして下腿周囲径の他にSARC-FあるいはSARC-CalFが用いられます。SARC-Fは5つの質問で構成された質問紙で、Strength（S；力の弱さ）、Assistance walking（A：歩行補助具の有無）、Rising from a chair（R：

椅子からの立ち上がり）、Climbing stairs（C：階段を登る）、Falls（F：転倒）について〝まったくない〟から〝とても難しい〟まで0～2点で回答させ、その合計点（10点満点）を算出します（表3-8）[9]。SARC-CalFは下腿周囲径の基準を満たす場合にSARC-Fの点数に10点加点する指標であり、より鋭敏なスクリーニングツールとなっています。握力は男性28kg未満、女性18kg未満を筋力低下とみなします。5回椅子立ち上がりテストは、腕を組んだ状態で椅子から5回立ち上がるのにかかった時間を測定し、12秒以上を身体機能低下と判定します。サルコペニアの可能性ありと診断された場合、生活習慣介入と関連する健康教育を推奨していますが、同時に確定診断のために病院に紹介することをも奨励しています。

一方、骨格筋量の測定可能な施設においては、dual-energy X-ray absorptiometry（DXA）法やバイ

表3-8　フレイルの診断基準（J-CHS基準）[5]

質問	点数
4.5kgくらいのものを持ち上げたり運んだりするのはどのくらいむずかしいですか？	まったくむずかしくない＝0 いくらかむずかしい＝1 とてもむずかしい、または、できない＝2
部屋の中を歩くことはどのくらいむずかしいですか？	まったくむずかしくない＝0 いくらかむずかしい＝1 とてもむずかしい、杖などが必要、 または、できない＝2
ベッドや椅子から立ち上がることはどのくらいむずかしいですか？	まったくむずかしくない＝0 いくらかむずかしい＝1 とてもむずかしい、または、介護が必要＝2
10段くらいの階段をのぼることはどのくらいむずかしいですか？	まったくむずかしくない＝0 いくらかむずかしい＝1 とてもむずかしい、または、できない＝2
過去1年間に何回程転びましたか？	まったくない＝0 1～3回＝1 4回以上＝2

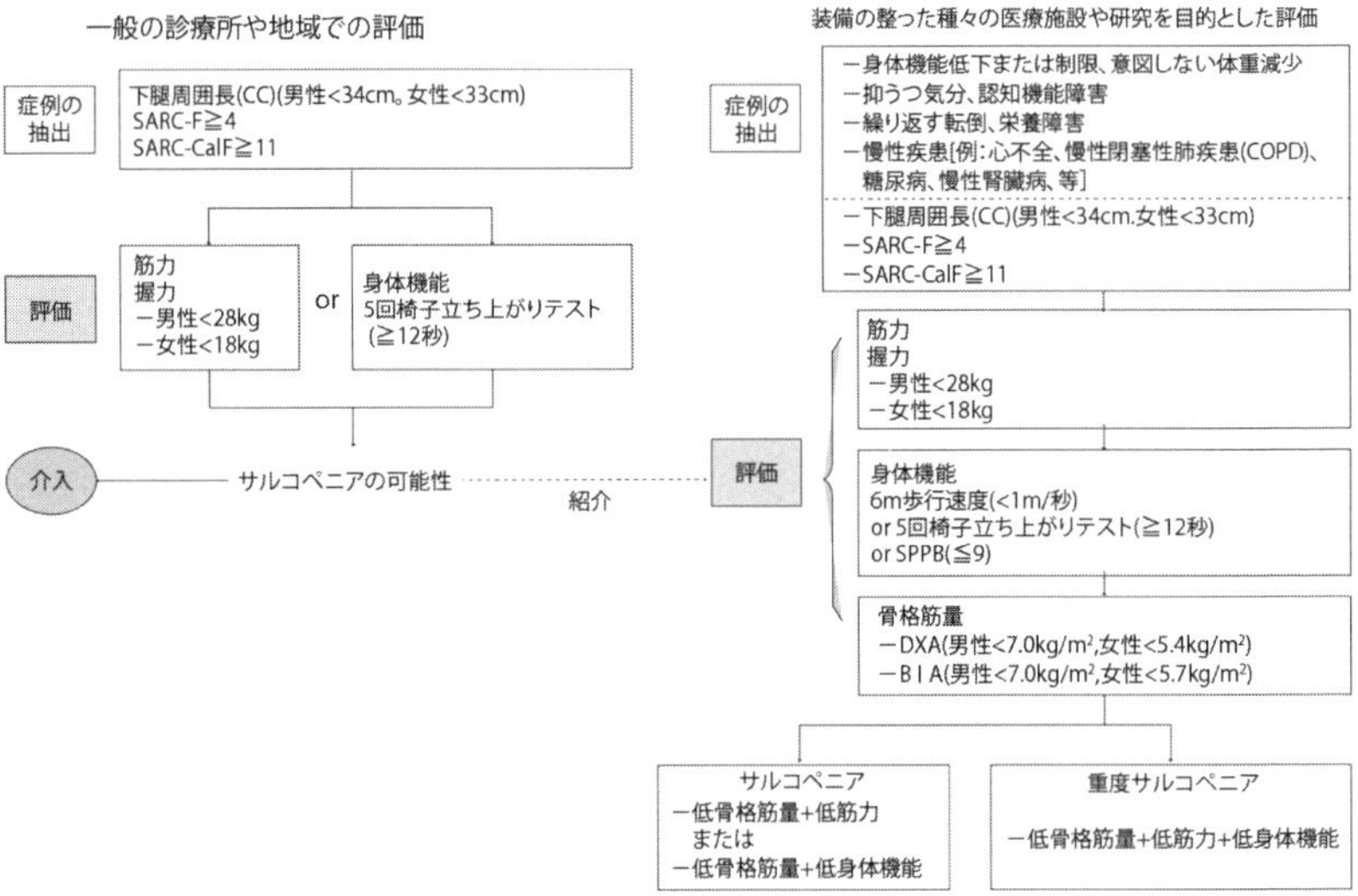

図3-46　Asian Working Group for Sarcopenia（AWGS）のサルコペニアの診断基準2019年[8]

SARC-F：5つの質問で構成されるサルコペニアのスクリーニングツール
SARC-CalF：SARC-Fに下腿周囲径を組み合わせた指標
DXA：dual-energy X-ray absorptiometry
BIA：bioelectrical impedance analysis
SPPB：short physical performance battery

オインピーダンス（BIA）法を用いて、四肢の除脂肪体重または骨格筋量を測定し、骨格筋量低下の有無を判定します。身体機能の評価として、6m歩行速度、5回椅子立ち上がりテスト、short physical performance battery（SPPB）のいずれかを用います。歩行速度は1m／秒未満を身体機能低下とみなします。一般的に青信号で横断歩道を渡るのに必要な歩行速度が1m／秒であり、1m／秒未満では外出した際に支障をきたします。SPPBはバランステスト、立ち上がりテスト、歩行テストの3項目からなる合計12点の評価方法であり、9点以下を身体機能低下とみなします。骨格筋量の低下があり、筋力（握力）の低下あるいは身体機能の低下があればサルコペニアと診断し、骨格筋量の低下、筋力の低下、身体機能の低下の全てを満たせば重度のサルコペニアと診断します（図3－46）。

4. COVID-19の影響

２０２０年始めからの新型コロナウイルス感染症（Coronavirus disease 2019：COVID-19）の感染拡大は人々の行動様式を大きく変えました。３密（密閉、密集、密接）を避けるために大勢が集まる会合やイベントが中止となり、外出時にはマスクの着用が義務付けられました。行動制限によって、余暇や旅行を楽しむことが減り、仕事もテレワークや時差出勤などが普及しました。

そのような行動の変化に伴い多くの人で身体活動量が低下し、特に感染リスクの高い高齢者においてはフレイルやサルコペニアの進行が問題となりました。感染リスクを避けるため、あるいは施設でのCOVID-19のクラスターの発生などによって介護保険での通所サービスの利用率も低下しました。COVID-19による社会の変化は、身体的フレイルだけでなく、精神心理的フレイル、社会的フレイルいずれにも影響を及ぼしました。また、COVID-19にひとたび罹患すると、軽症であっても隔離生活を余儀なくされ、高齢者ではフレイルやサルコペニアが進行し、回復に時間を要しました。

5. フレイルとサルコペニアの対策

フレイル、サルコペニア、ロコモティブシンドロームの対策は共通する点が多いですが、フレイルは精神心理的問題や社会的問題も含む広い概念であり、身体的フレイルの対策とともに精神心理的フレイルや社会的フレイルの対策も重要です。精神心理的フレイルに対しては、認知症やうつの予防や対策が必要となります。社会的フレイルの予防や対策としては、社会参加が重要です。社会参加を保つために、趣味やボランティア、仕事などを継続して行うことが有用であり、孤独や閉じこもりを防ぐような環境作りも重要です。そのためには個人の努力だけでなく、地域での健康づくりの取り組みなど社会的な対応も大切です。

身体的フレイルとサルコペニアの予防や対策としては、運動と栄養が柱となります。運動としては、筋力の強化や歩行能力の向上が重要であり、ウォーキングなどの有酸素運動とレジスタンス運動を組み合わせることが推奨されています。筋肉量や筋力を増やすためにはレジスタンス運動が必要であり、椅子からの立ちあがり運動や後から述べるスクワットのように、大腿四頭筋や大臀筋など近位の大きな筋肉の筋力を強化することが大切です。

低栄養はフレイルやサルコペニアの原因となります。栄養としては低栄養を防ぎたんぱく質を含むバランスのとれた食事摂取を行うことが重要です。たんぱく質摂取は高齢者では1.0～1.2g／kg／日が、フレイルの基準を満たす場合には、1.2～1.5g／kg／日が推奨されています。たんぱく質の中でも筋肉を作るために重要なバリン、ロイシン、イソロイシンの分岐鎖アミノ酸を食事から摂取することが勧められています。その他、筋肉や骨を保つのに重要なビタミンDやカルシウムの摂取も必要です。また、オーラルフレイルを防ぐためには、口腔ケアや定期的な歯科受診を行うことなども勧められています。

6．ポリファーマシー　Polypharmacy

高齢者では複数の慢性疾患を有しているため、多くの治療薬を内服しがちです。高齢になるほど不眠や便秘、尿失禁、関節痛などに対して薬剤が必要となります。多剤の服用に伴い健康上の問題が生じる状況をポリファーマシーといいます。ポリファーマシーは単に服用する薬剤数が多いことではなく、それに関連して薬物の有害事象のリスクが増加し、服薬過誤や服薬アドヒアランス低下などの問題につながる状態のことです。[10] ベンゾジアゼピン系睡眠薬・抗不安薬のように、有害事象として運動機能低下、転倒、骨折、認知機能の悪化、せん妄など身体的フレイルや精神心理的フレイルの原因となる薬剤もあります。ポリファーマシーはフレイルやサルコペニアの原因となり、ポリファーマシーを改善することはフレイルやサルコペニアの予防や対策として重要です。

7．ロコモティブシンドロームとは

ロコモティブシンドローム（ロコモ、または運動器症候群）は、２００７年に日本整形外科学会が提唱した概念です。運動器の障害のために立ったり歩いたりするための身体能力（移動機能）が低下した状態と定義されます。運動器に焦点を当てた新しい概念であり、原因となる運動器疾患には変形性関節症、変形性脊椎症、骨粗鬆症、骨折、関節リウマチなどが含まれます。このような運動器疾患があると、痛みやしびれ、関節可動域制限、柔軟性低下、姿勢変化、筋力低下、バランス能力低下などが起こり、歩行などの移動機能が低下します。

ロコモの評価法として、立ち上がりテスト、2ステップテスト、ロコモ25があります。立ち上がりテストは、座った状態から片脚あるいは両脚で立ち上がれるかを調べるテストで、下肢の筋力の指標です。2ステップテストは、2ステップの長さ（最大2歩幅）を測定することで、下肢の筋力・バランス能力・柔軟性などを含めた歩行能力を総合的に評価するテストです。ロコモ25は、運動器に関連した身体の状況、生活状況に関する25の質問に回答することで、自覚的な症状を把握する質問紙票です。3つのテストの結果をもとにロコモであるか否かを判定し、また、ロコモの段階を、移動機能の低下が始まっている状態であるロコモ度1、移動機能の低下が進行している状態であるロコモ度2、移動機能の低下が進行し、社会参加に支障をきたしている状態であるロコモ度3のいずれの段階に該当するか判定します。[11] ロコモ度3は身体的フレイルに該当します。

8. ロコモの対策

ロコモの予防としては、骨粗鬆症や変形性関節症などの運動器疾患にならないようにすること、運動器疾患になった場合には、それぞれの疾患に対する薬物治療や手術が必要となります。骨粗鬆症の治療薬や疼痛に対する消炎鎮痛薬の内服などが行われ、運動機能の低下に対しては筋力強化訓練やバランス訓練などが行われます。

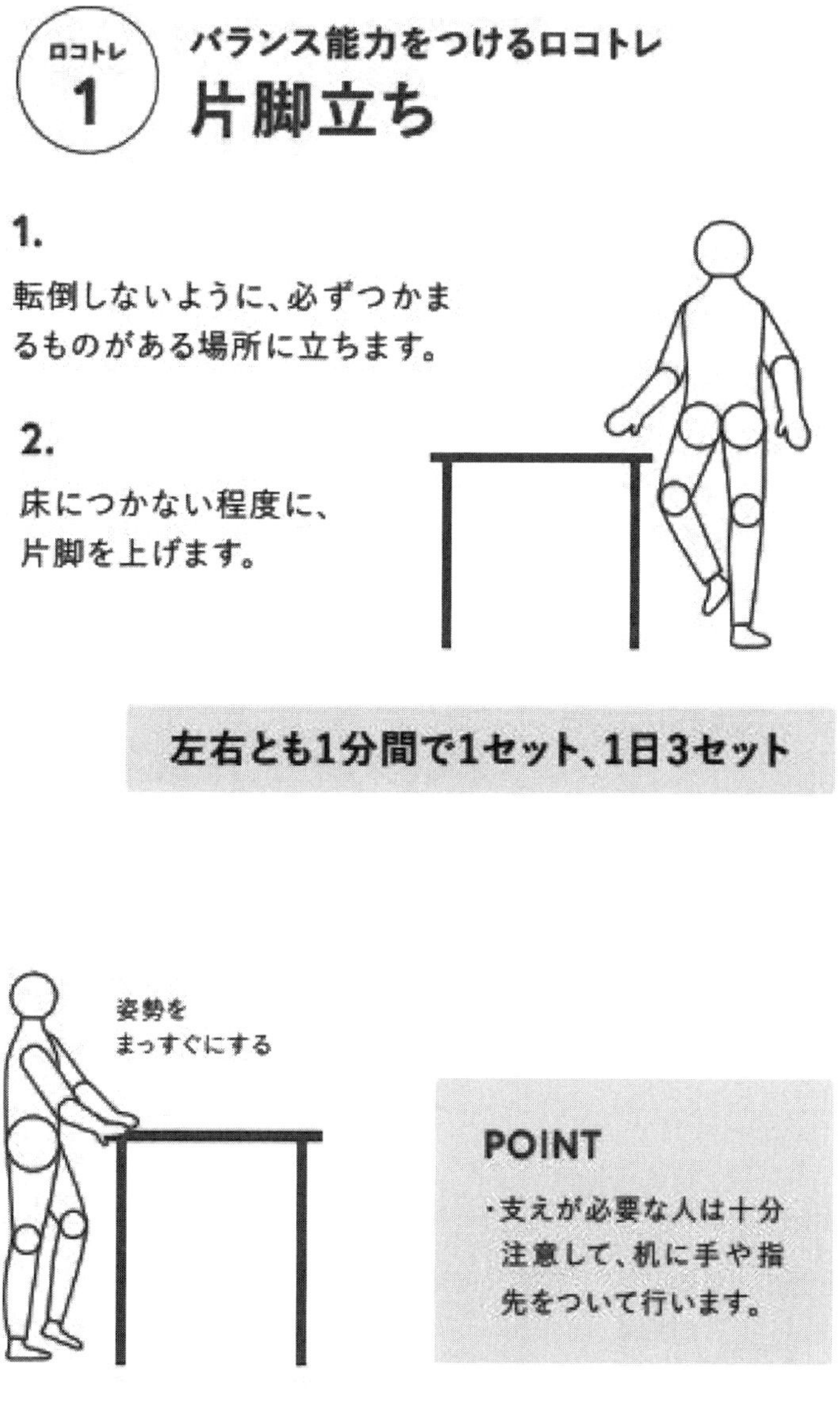
ロコトレ
1
バランス能力をつけるロコトレ
片脚立ち
1.
転倒しないように、必ずつかまるものがある場所に立ちます。
2.
床につかない程度に、片脚を上げます。
左右とも1分間で1セット、1日3セット
姿勢をまっすぐにする
POINT
・支えが必要な人は十分注意して、机に手や指先をついて行います。

図3-47　ロコトレ　片脚立ち[12]

ロコトレ
2

下肢の筋力をつけるロコトレ

スクワット

1.

足を肩幅に広げて立ちます。

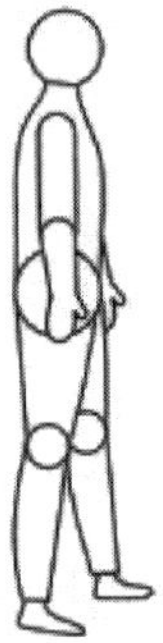

2.

お尻を後ろに引くように、2～3秒間かけてゆっくりと膝を曲げ、ゆっくり元に戻ります。

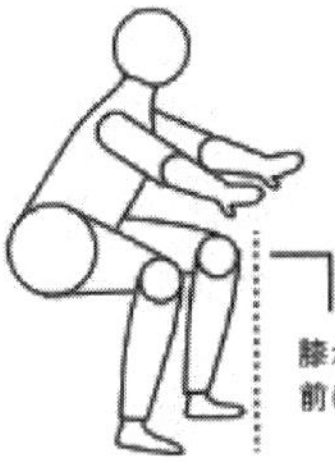

5~6回で1セット、1日3セット

スクワットができない場合

イスに腰かけ、机に手をついて立ち座りの動作を繰り返します。机に手をつかずにできる場合はかざして行います。

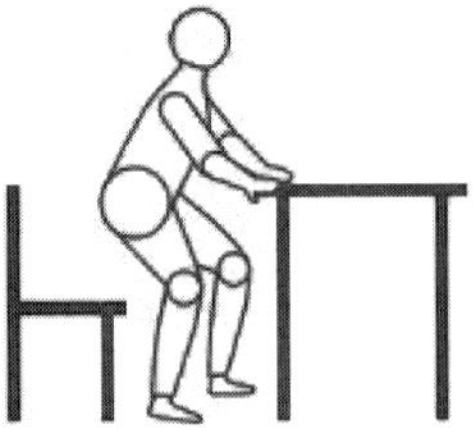

POINT

・動作中は息を止めないようにします。
・膝の曲がりは90度を大きく超えないようにします。
・支えが必要な人は十分注意して、机に手をついて行います。
・楽にできる人は回数やセット数を増やして行っても構いません。

図3-48　ロコトレ　スクワット[12]

ロコモの対策として、簡単にできる運動としてロコトレ（ロコモーショントレーニング）が推奨されています。[12] ロコトレは、2つの運動「片脚立ち」と「スクワット」から構成されています。片脚立ちはバランス能力を向上させる目的で、左右とも1分間で1セット、1日3セットが目安となります[12]（図3-47）。スクワットは自重を利用したレジスタンストレーニングであり、下肢の筋力強化を目的とし、5〜6回で1セット、1日3セットが目安です[12]（図3-48）。また、腰痛がある場合には腰痛体操、膝痛がある場合には関節の負担とならないような等尺性の大腿四頭筋訓練などを組み合わせて、症状や運動機能に応じたトレーニングを行うことが望ましいです。

9. おわりに

高齢期の健康づくりとして、フレイル、サルコペニア、ロコモの予防、対策は非常に重要です。共通するポイントとして、運動ではレジスタンス運動が必要であること、栄養では低栄養を予防し、たんぱく質摂取が必要であることを強調したいと思います。

第Ⅳ章

活力のある１００歳をめざして

第１節　活力のある１００歳を目指すための最近の知見

第１項　エピジェネティクスと健康

１．運動の記憶はどこに？

「昔取った杵柄」と言われるように、若い時に身についた腕前は歳をとっても衰えることなく、上手にふるまうことができます。類稀なスキルとまではいかなくても、誰もが身につけたスキルは身近な日常生活の中にもあります。たとえば、しばらく自転車に乗っていなくてもハンドルやペダルの感覚は身体がすぐに思い出す、数十年ぶりにキャッチボールをしても投げる動作は忘れていない、ピアノやリコーダーなども幼少のころに一生懸命練習したスキルは忘れないものです。自転車に乗ることなんて当たり前かもしれませんが、昔々に身についたスキルは私たちの身体のどこに記憶されているのでしょうか。それは脳に記憶されている、と多くの方が思うかもしれませんが、「運動をした」という痕跡が、骨格筋の中にも記憶されていたとしたら、とても不思議なことではないでしょうか。

過去に経験したことが歳をとっても忘れていないことは、その記憶が細胞にある核に刻み込まれていることがわかってきました。核の中には私たちの身体の設計図のもとになるデオキシリボ核酸（DNA）があります。これまで、両親から受け継いだDNAは生まれた時から一生変化しないので、遺伝で決定される身体の特性や細胞の働きは一生変わらないと言われてきました。ですから、身体でつくられるタンパク質は、設計図であるDNAの情報に基づくもので、つくられたタンパク質から

DNAに情報が戻されることはないとされてきたのです。しかし、つくられたタンパク質がDNAに対して様々な化学的な修飾を誘導し、遺伝子の発現を調節していることがわかってきたのです。それらの調節は、ヒトが生を受ける前の精子や卵子、そして受精卵から生後の数十年にわたるまですべてのライフステージで働いていることが知られています。[1]

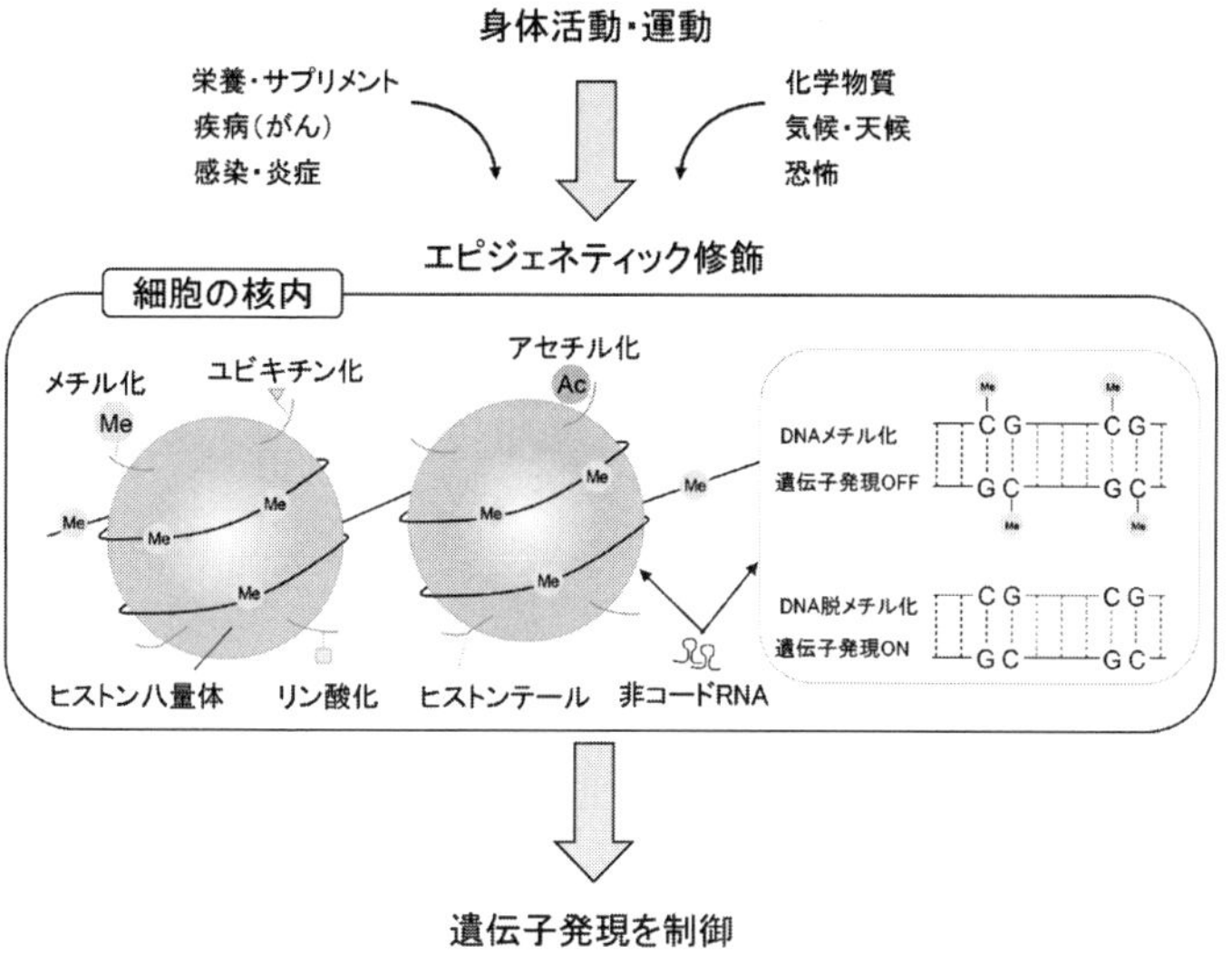

図4-1　エピジェネティクス機構

身体活動・運動のほか、栄養・サプリメント、疾病（がん）、感染・炎症、化学物質、気候・天候、恐怖体験など、様々な外界からの刺激に対して、核内DNAはメチル化、アセチル化、リン酸化、ユビキチン化修飾を受けて、遺伝子発現が制御されている。（Davidら[2]の報告をもとに作図した「体育の科学」より引用[1]）

2. エピジェネティクスとは

エピジェネティクスとは、DNAの塩基配列の変化によらない後天的な遺伝子発現機構と定義されています。[2] エピジェネティクスは、「エピ」と「ジェネティクス」から成る造語です。「エピ」は、ギリシャ語に由来する「後」を示す接頭語で、「ジェネティクス」は遺伝学を表します。エピジェネティクスの概念は、1942年、英国の発生学者であるWaddingtonが初めて考え出しました。身体の細胞一つひとつには、すべて同じ設計図が収納されていますが、細胞の種類ごとの個体発生の過程で、親から受け継いだ設計図を維持しつつ、様々な形や機能を有する細胞に分化します。同じ設計図から組織毎に異なる細胞、たとえば骨、筋、皮膚などが作られることはとても不思議なことです。Waddingtonは、1個の受精卵より派生した細胞が様々な過程を経て、細胞特有の形や性質を獲得していく様を山頂から谷間を転げ落ちる石のように表現しました。転げ落ちた石が山頂に戻ることはなく、分化の過程で獲得する多様性をエピジェネティクスの視点で捉えるとうまく説明できるのではないかと考えたわけです。

3. DNAのエピジェネティック修飾

代表的なエピジェネティクスの機構として、DNAのメチル化やヒストンタンパク質のメチル化・アセチル化・リン酸化・ユビキチン化が知られています[2]（図4-1）。真核生物のDNAメチル化は、主にシトシン―グアニンの二塩基のシトシン塩基の5位にメチル基が付加される現象です。シトシン―グアニンの二塩基が連続して高頻度に存在するゲノム領域をCpGアイランドと呼んでいますが、遺伝子のスイッチのオンとオフを担っているプロモータという領域のDNA高メチル化は、その遺伝子発現をオフにすること、逆に低メチル化は発現をオンにするため、この領域のDNAメチル化は遺伝子発現の重要な調節を担っていることになります。

また、DNAを核内に収納する役割を持つヒストン自体もエピジェネティックな修飾を受けます。ヒストンのN末端テール領域に存在する、リジン、アルギニン、セリン、スレオニン、チロシン残基にアセチル化、メチル化、リン酸化、ユビキチン化修飾が生じ、遺伝子発現を調節しています。例えば、ヒストンタンパク質のリジン残基のアミノ基にアセチル基が付加される（ヒストンのアセチル化）とDNAの電荷に変化が生じ、DNAとヒストンの相互作用が弱くなります。その結果、転写因子がDNAに結合しやすくなり、転写が促進されることになります。その他、様々なメカニズムを介して遺伝子の発現が調節されていますが、このエピジェネティクスへの注目に、次に示すDOHaD仮説の提唱が大きな影響を与えました。

4．DOHaD仮説

１９８９年、英国のBarkerら[4]は、大規模な後向きコーホート研究結果から、出生時の体重と10歳及び36歳時点の収縮期血圧値が負の相関を示すことを報告し、その後１９９０年代の研究結果から、低出生体重児（2,５００グラム未満）は、成人後の虚血性心疾患や脳卒中の死亡率が高いことを見出しました[5]（図4-2）。その説明として、胎児期の低栄養状態が、インスリン感受性などホルモンのかく乱を生じさせた可能性をあげています。実際、低出生体重児は、幼少期の肥満発症リスクが高いこと、さらに、成人期や老年期においても疾患リスクが高いことが報告されています。このような胎児期から幼小児期の環境が成人期の慢性疾患リスクに影響を与えるとする仮説は、DOHaD

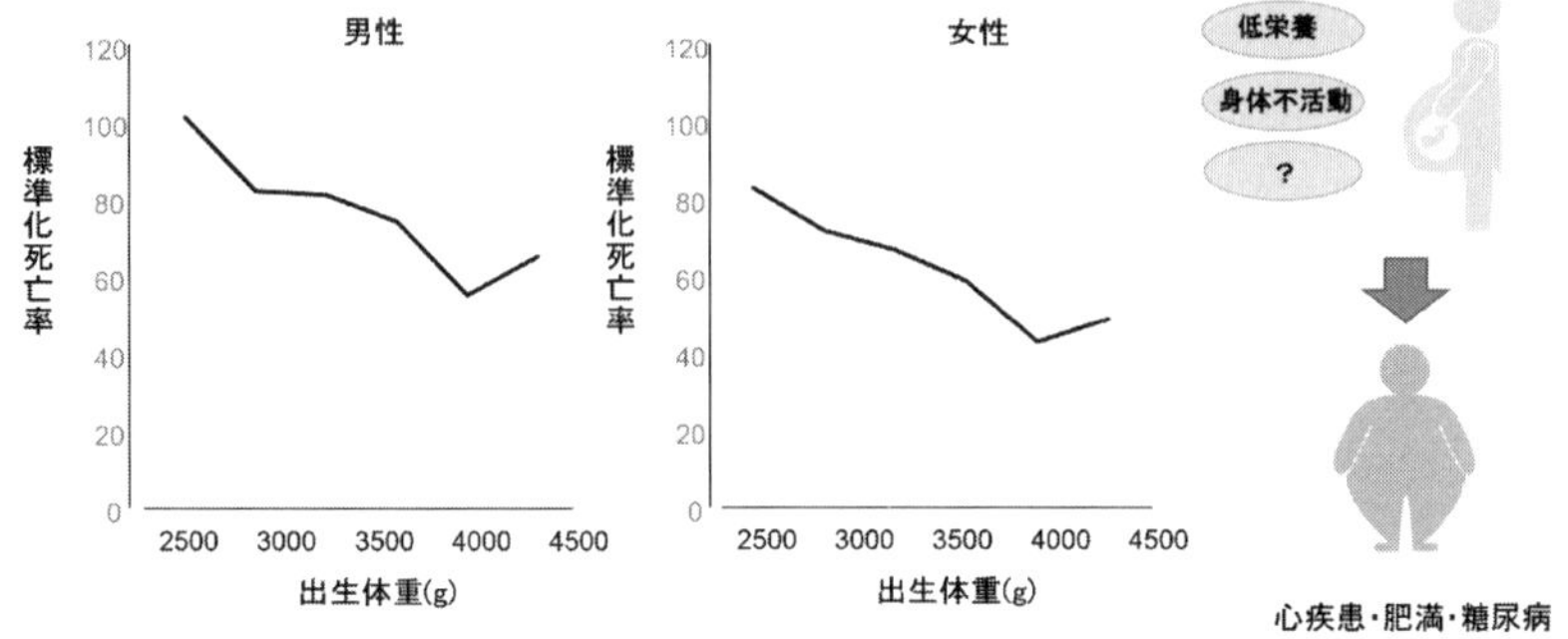

図4-2　出生体重と心疾患の標準化死亡率の関係

1911年～1930年の間に生まれた男女15,726人を追跡して、同年代の国民生存割合と比較した結果、出生体重が重くなるにつれ標準化死亡率が低くなっていることがわかる。すなわち、低出生体重児（2500グラム未満）の心疾患死亡率が高いことを示している。（Osmondら[5]の報告をもとに作図した「体育の科学」より引用[1]）

（Developmental Origins of Health and Disease）仮説と言われ、これらの背景にエピジェネティクスの関与が指摘されるようになりました。[6]第2次世界大戦末期におけるオランダの冬の飢饉を経験した母親から生まれた子供の疫学調査からも妊娠期の様々な体内環境変化が成人後の生活習慣病発症に影響を与えていることがわかっています。

5. ストレスを記憶するエピジェネティクス

児童期に性的・肉体的な虐待あるいはネグレクトを受けた経験がある者は、極度のストレスを受けた痕跡が脳の一部である海馬という組織に残っているというショッキングな報告があります。ストレス性ホルモンの一つであるグルココルチコイドの作用を調節している受容体の遺伝子発現がエピジェネティックな修飾を受けて低下していたのです[7]（図4-3）。虐待などの経験がない者の海馬では、そのような変化は認められて

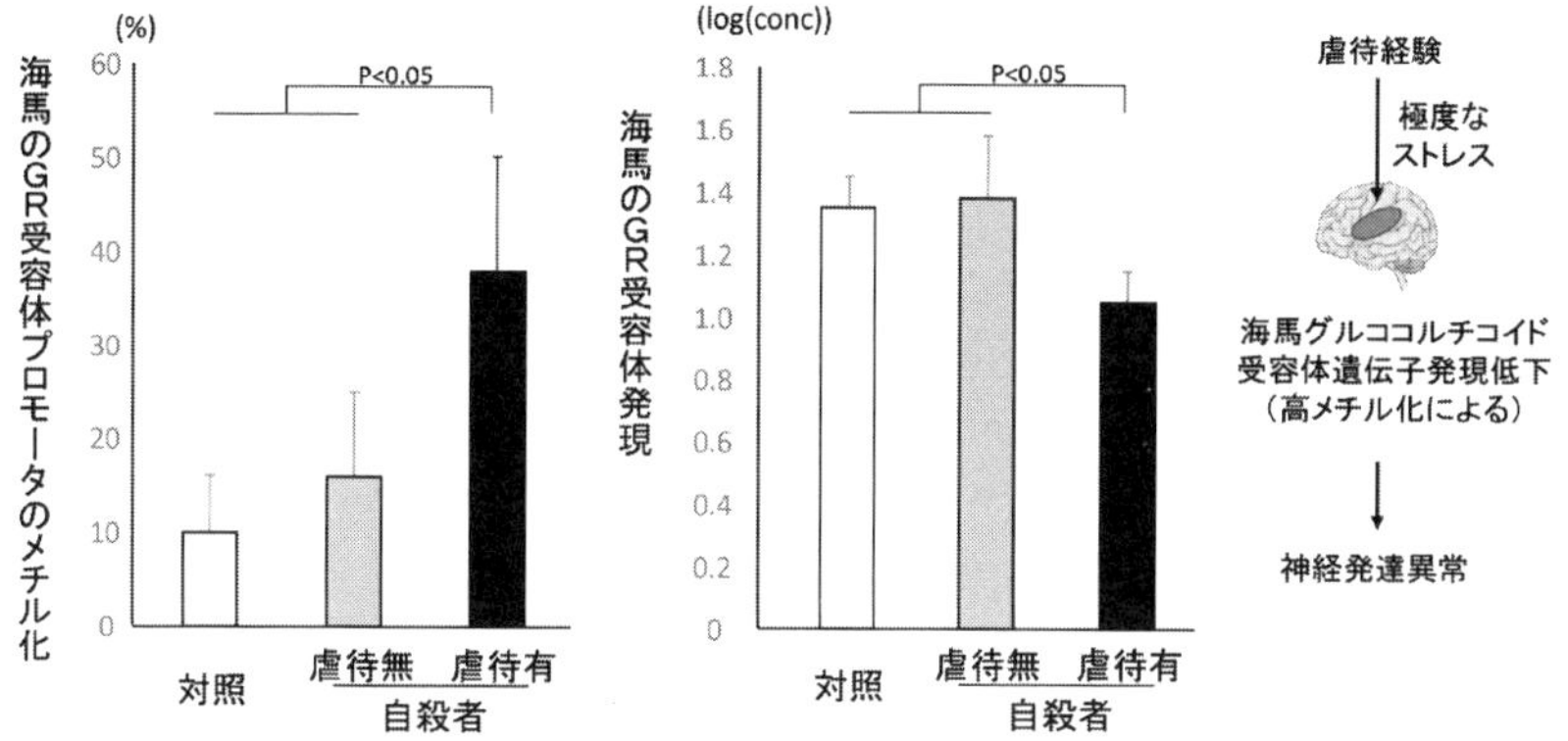

図4-3　児童虐待経験者の自殺者の海馬におけるグルココルチコイド受容体遺伝子のDNAメチル化と遺伝子発現

児童期に虐待経験を有する自殺者の海馬では、ストレスに対する生体反応に強く関わると言われている海馬グルココルチコイド受容体の発現が低下していた。その背景には、受容体遺伝子のプロモータ領域におけるDNA高メチル化が関与していた。プロモータ領域の高メチル化は、遺伝子発現をオフにする作用をもつ。

いませんので、一度受けた極度のストレスは、一生消えることがないのかもしれません。このグルココルチコイド受容体の発現低下は、うつ症状の発症と関係があることも知られています。

スポーツ指導の現場においては、行き過ぎた指導が問題視されています。指導者から受ける過度なストレス（体罰や誹謗中傷など）に対して適応できなかった場合、うつ症状を来たすこともあります。ひょっとしたら、DNAに刻み込まれたエピジェネティックな修飾が将来のストレス適応にも影響を及ぼしかねません。動物を用いた研究では、恐怖の記憶が次世代にも継承することもわかっていますので、子供たちへの異常な状況を看過することはできません。私たちは様々なストレス環境下で生活していますので、すべてのストレスから回避することは不可能ですが、それらと上手に順応しながらいかに健やかな時間を過ごすか、健康持続社会の創造には重要な視点と言えます。

6. 運動トレーニングを記憶するエピジェネティクス

ニコニコペースの運動強度より少し低めの40%最大酸素摂取量強度で約1時間、あるいはシカメッツラの強めの80%最大酸素摂取量強度で約30分間、自転車運動を1回実施したところ、骨格筋のミトコンドリア機能を高める遺伝子がエピジェネティックな修飾を介して、遺伝子発現をオンにしていることが報告されています[8](図4−4)。DNAメチル化は、成熟後の細胞において比較的安定していると考えられてきましたが、急性運動の影響があるようです。

また、一時的にトレーニングを中断しても、トレーニングの記憶が骨格筋に残存していて、再トレーニングをした時には、筋細胞での遺伝子発現スイッチが速やかに反応することがわかっています。[9] 継続は

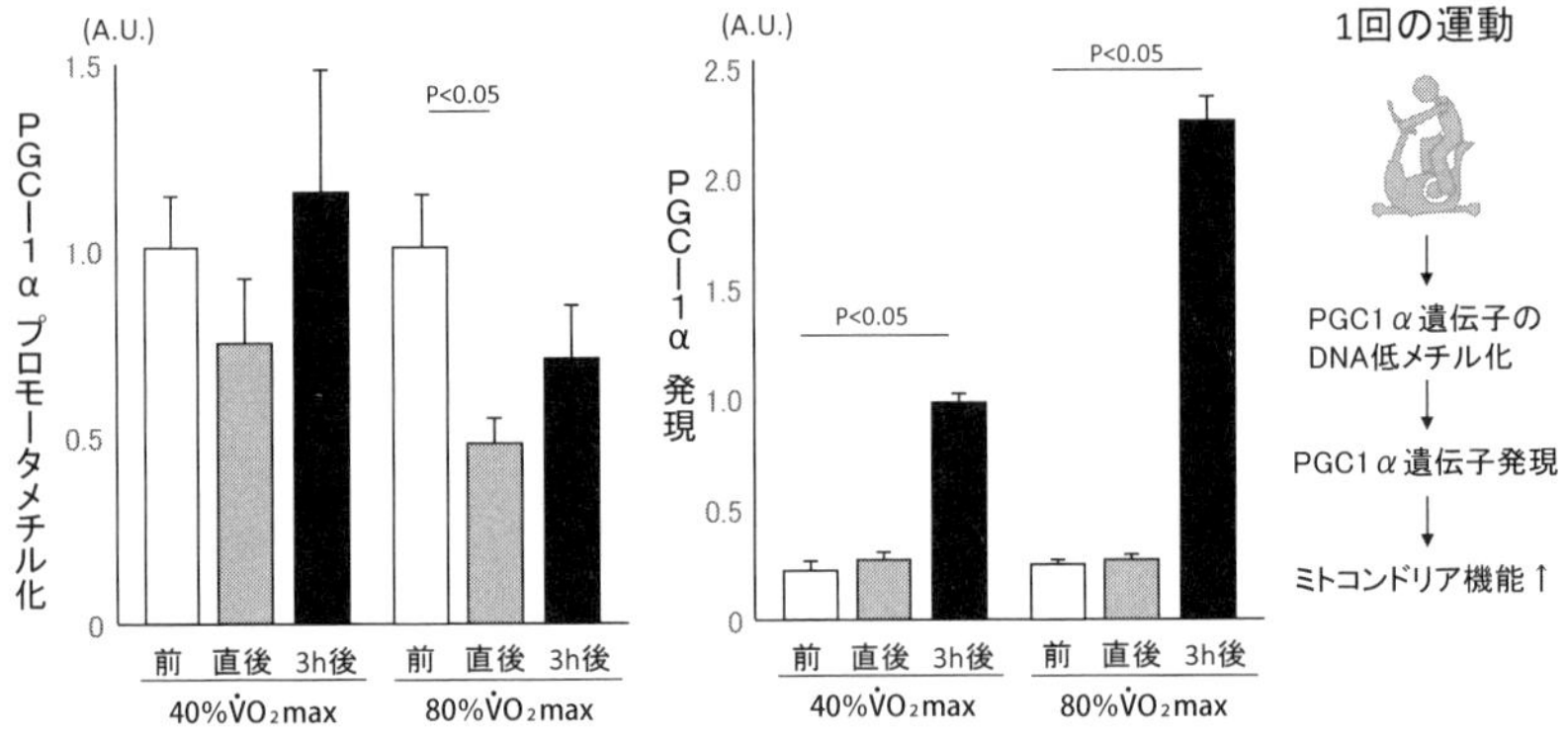

図4-4　1回の持久的運動によるPGC-1αα遺伝子のDNAメチル化と遺伝子発現

40%$\dot{V}O_2max$及び80%$\dot{V}O_2max$強度の自転車エルゴメータ運動の前後で骨格筋を採取し、ミトコンドリア機能の鍵分子であるPGC-1αの発現を検討したところ、運動直後はいずれの強度においてもDNAメチル化が低下する方向に変化し、それに伴って運動3時間後には顕著なPGC-1α遺伝子発現亢進が観察された。30分〜1時間程度の運動でもDNAのメチル化修飾が変化するようである。

力なり、とよく言われますが、トレーニングを継続していると、最初のトレーニングの時以上に運動の効果が導き出されることも、エピジェネティックな視点から解き明かされています。高齢者を対象とした研究においては、12週間のトレーニング後のDNAのエピジェネティックな状態は、若年者と類似したパターンに変化しており、運動による若返りを示す一つの根拠ともなっています[10]。

7. 活発な日常生活を記憶するエピジェネティクス

日常での身体活動とエピジェネティクスについて、大規模疫学研究で明らかになったことを紹介しましょう。日常生活状態は、腰に装着した加速度センサ内蔵の歩

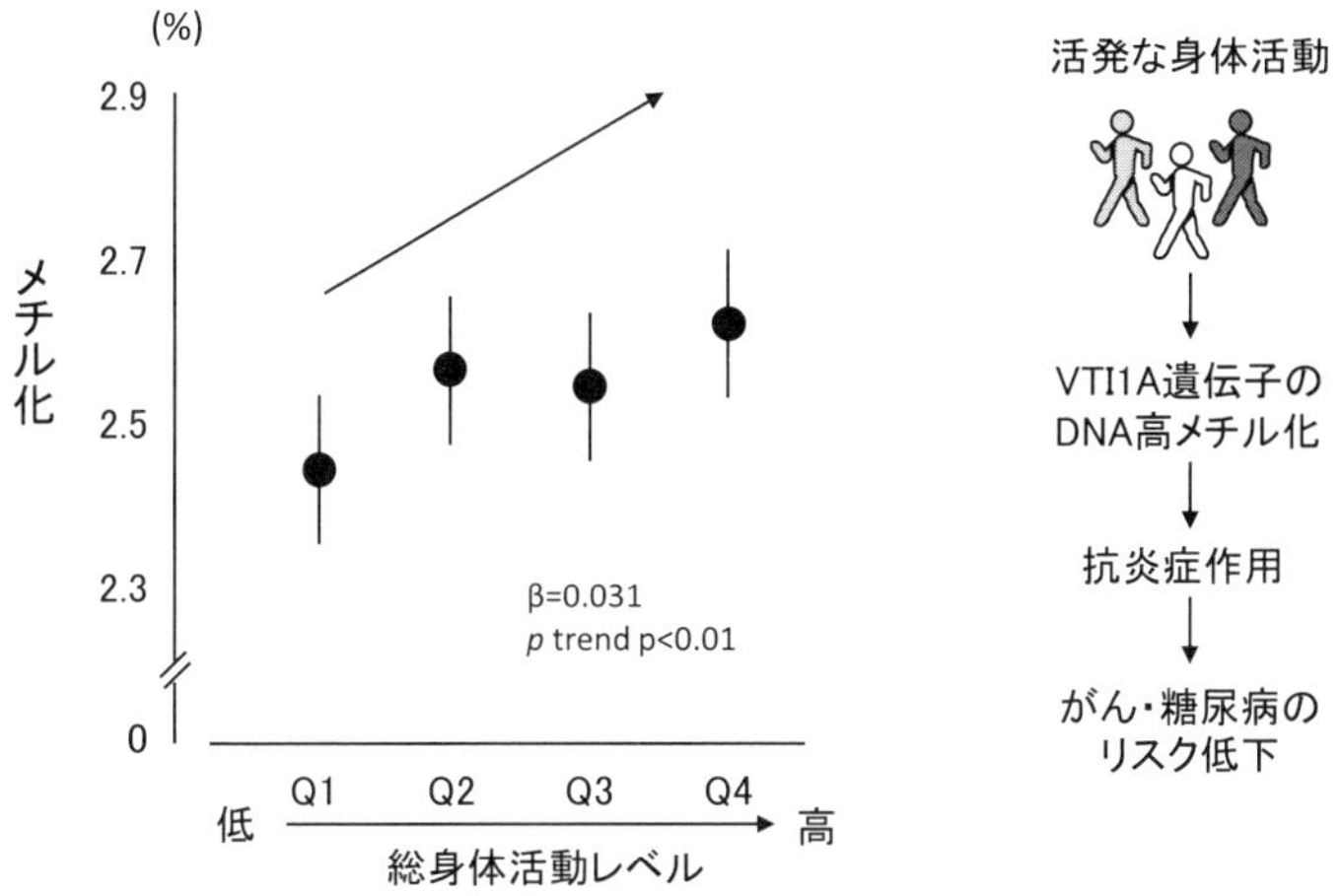

図4-5　総身体活動量とVTI1A遺伝子のDNAメチル化の関係

VTI1A(Vesicle Transport through Interaction with t-SNAREs 1A)は、細胞膜とゴルジ管の小胞輸送に関与するタンパク質で、VTI1A遺伝子のDNAメチル化と総身体活動には容量依存の関係が認められた。運動との詳細な関係は明らかではないが、この遺伝子のバリアントは大腸がんや肺がんに対する感受性とも関連していることがわかっている。身体活動は確実に大腸がんリスクを下げるというエビデンスと一致している。

数計で客観的に評価しています。エピジェネティクスについては、血液中の白血球や血小板に由来する核を抽出して調べました。その結果、活発な日常を送っている人は、VTI1A（vesicle transport through interaction with t-SNAREs 1A）遺伝子の高メチル化が観察され、血中高感度CRP値やインターロイキン6値などの炎症マーカーと関連することがわかりました[11]（図4-5）。このことは、VTI1A遺伝子のメチル化レベルの増加が、全身性の炎症状況を変化させ、がんや糖尿病などの様々な非感染性疾患のリスク低減に寄与している可能性を示唆するものです。健康づくりのための身体活動指針では、プラステン（+10）をキャッチフレーズに日常の生活に活発な身体活動を1日10分間取り入れることが推奨されています。人生100年時代を健やかに過ごすためには、座りっぱなしの時間を少なくして、活発な時間を過ごすことで、遺伝子レベルで健やかな記憶を刻むことが大切なのかもしれません。

第2項　カロリー制限および酸化ストレスと健康

抗老化・寿命延伸に関する最近の知見

2022年の簡易生命表によれば、日本人の平均寿命は男性81・05年、女性87・09年であり、世界でもトップクラスの長寿国です。

百寿者（年齢100歳以上の高齢者）の人口においても、その最初の記録である1963年（昭和

38年・老人福祉法が制定された年）の153人から急速に増加し、2023（令和5）年の調査（住民基本台帳）では、9万人を超え、過去最高となりました。このようにこれからもますます超高齢化社会になっていく日本の健康増進対策にとって重要なことは、単なる〝長寿〟ではなく、〝健康長寿〟を目指すことだと思われます。

本稿では、〝活力ある100歳〟を目指すための〝寿命延伸〟および〝抗老化〟（アンチエイジング）に関する最近の知見について、〝栄養〟と〝運動〟の面から概説します。

1．カロリー制限と寿命延伸・抗老化

〝腹八分目に医者いらず〟という格言に示されるように、若干の（というのは、〝栄養不足にならない程度〟の意）食事制限はからだにいいということは日本でも古来より信じられてきました。

今日の医学・生物学研究においても、酵母などの単細胞生物からマウスなどの哺乳類に至るまで、多くの生物においてカロリー制限による寿命延長が報告されています。このような現象がヒトでも起きているのか確かめるには、長年にわたるカロリー制限によるコホート研究が必要となり、倫理上の問題もあって、ヒトで実施することはかなり困難です。そこで進化的にヒトに近い霊長類のアカゲザルを用いた長期間にわたるコホート研究がアメリカの二つの研究施設、ウィスコンシン大学霊長類研究センター（WNPRC; Wisconsin National Primate Research Center）とアメリカ国立老化研究所（NIA; National Institute on Aging）で実施されています。

ウィスコンシン大学霊長類研究センターでは、1989年よりアカゲザルを用いて自由摂食群とカロリー制限群（コントロールの70％に制限）を比較する実験を開始し、約20年経った2009年に最初の論文が発表されました。[1] その論文には、実験を開始してから約20年後のサルの写真が掲載されていますが、その写真を見る限り明らかにカロリー制限のサルの方が毛並みもよく、表情も精悍で、より若々しく見えます。実際、自由摂食とカロリー制限の二つの群の加齢関連疾患（がん・心血管疾患・糖代謝異常）による死亡率を比較すると、自由摂食群の方が有意に高い結果でした[1]。ただこの時点では全ての原因による死亡率については二つの群で有意差がなかったので、観察期間を2014年まで延長して比較すると、全ての死亡原因による死亡率についても自由摂食群の方が有意に高いという結果が得られています（図4-6）。[3] 更に興味深い点は、2009年の論文ですでに示されているように、加齢関連疾患の最初の発

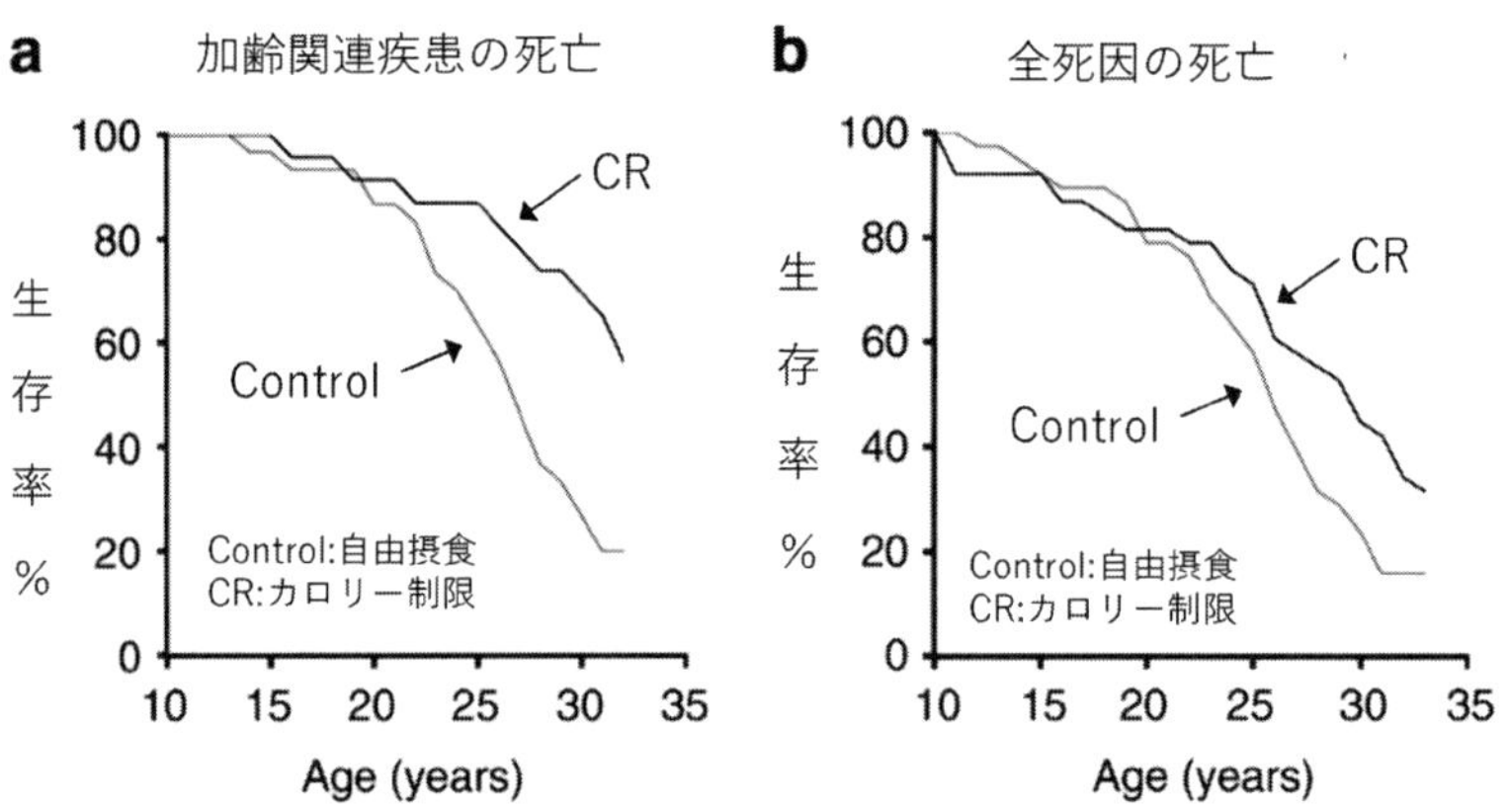

図4-6　加齢関連疾患による死亡(a)と全死亡原因による死亡(b)の比較

R J Colman et al., Nat Commun.2014;5:3557より一部改変

症年齢を比較すると、カロリー制限群で明らかに発症年齢が遅くなっている（p＜0.008）ことです（図4-7）。[1] この結果と死亡率の低下による寿命延伸効果を合わせて考えると、カロリー制限という比較的単純な方法によって、これからの超長寿者社会における健康増進対策の最大の目標となる〝健康寿命の延伸〟すなわち〝健康長寿〟が達成されていることが分かります。

アメリカ国立老化研究所（NIA）で実施されたもう一つのアカゲザルの研究[2]では、がんの発症年齢の遅延、糖質・脂質代謝の改善などにおいてカロリー制限群でやや優っている点があるものの、全死亡原因による死亡率、加齢関連疾患による死亡率の比較では有意差はみられませんでした。

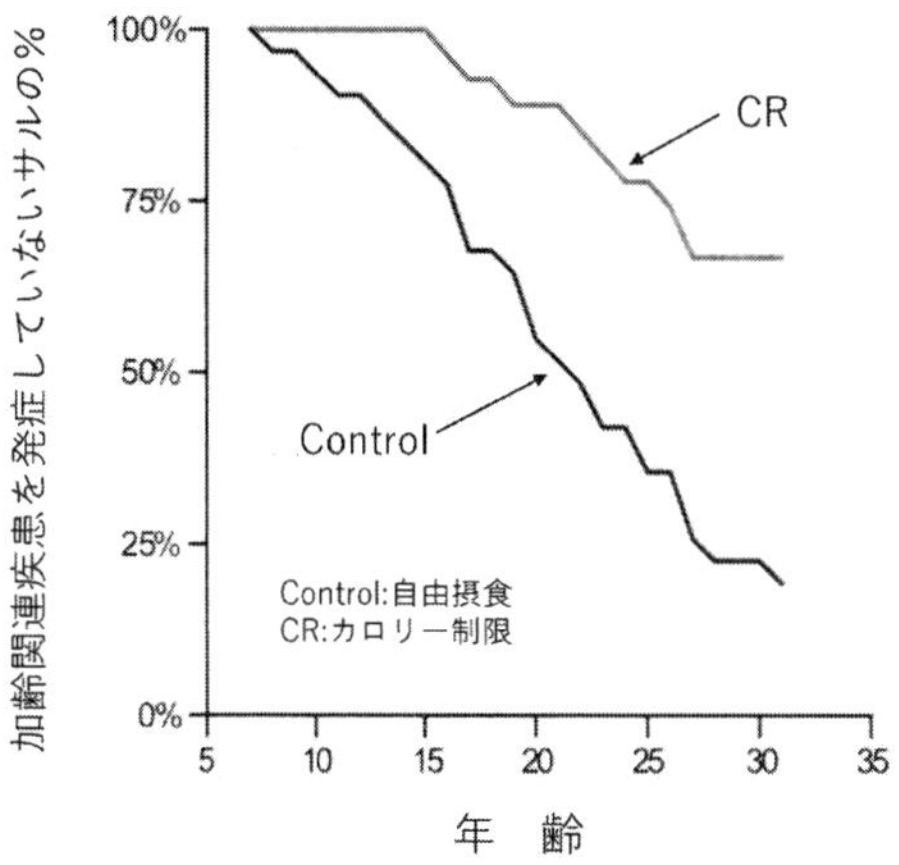

図4-7　加齢関連疾患の発症時期の比較

R J Colman et al., Science 2009;325:201-204より一部改変

両研究所の結果は、その後、実験条件の違いなどを考慮して、二つの結果を合わせて総合的に比較検討され、栄養不良を伴わないカロリー制限はアカゲザルにおいても健康上、有益であると結論されています。[4] ただ、この結果より直ちに、カロリー制限を〝抗老化〟・〝寿命延伸〟の手段としてヒトの場合に適用できるかどうかについては、慎重になる必要があります。カロリー制限は、やり方によっては骨密度の低下や筋委縮を招くことがあり、特に高齢者の場合、

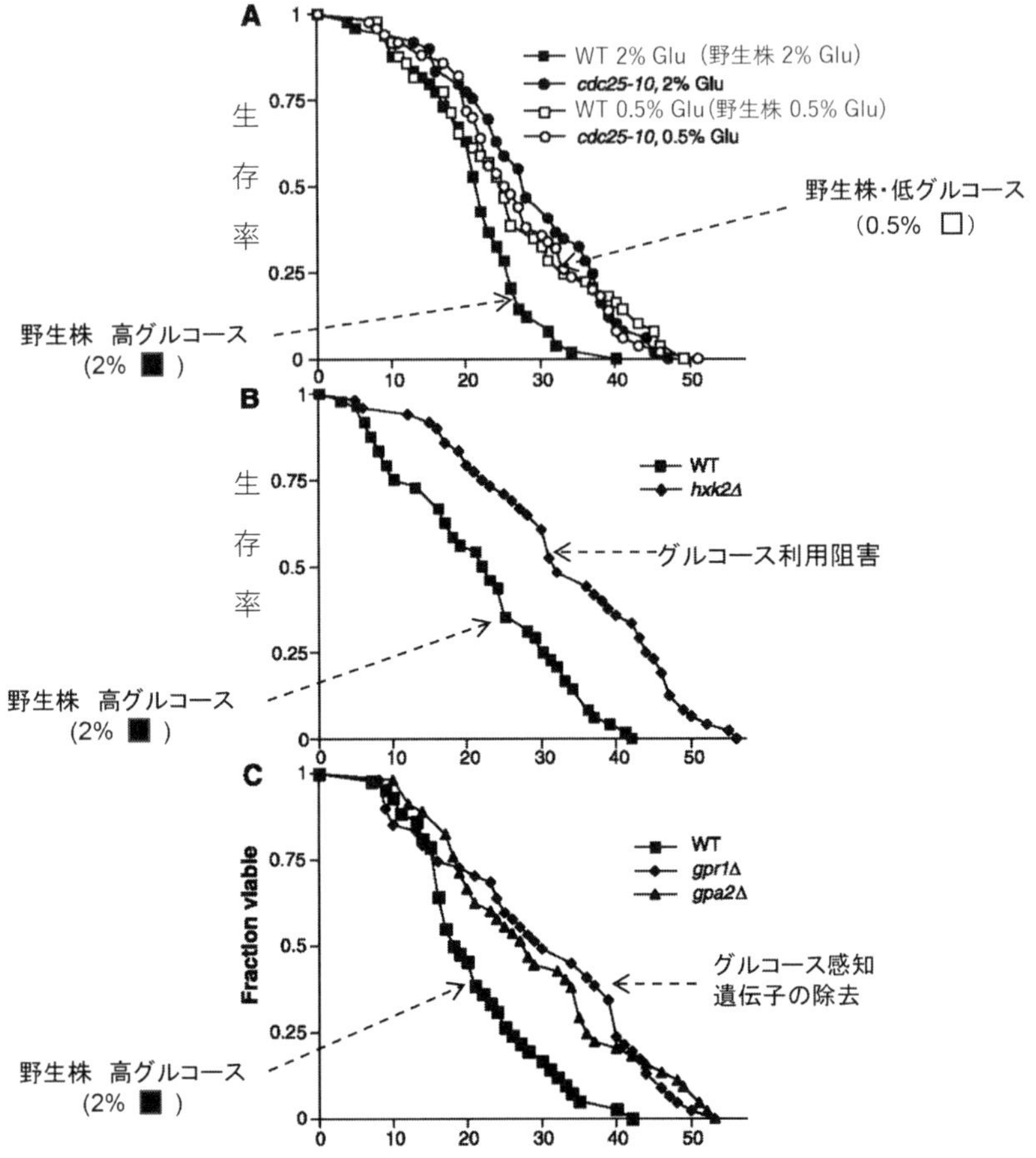

図4-8　カロリー制限による酵母の寿命延長

Su-Ju Lin et al.Science 2000;289:2126-2128より一部改変

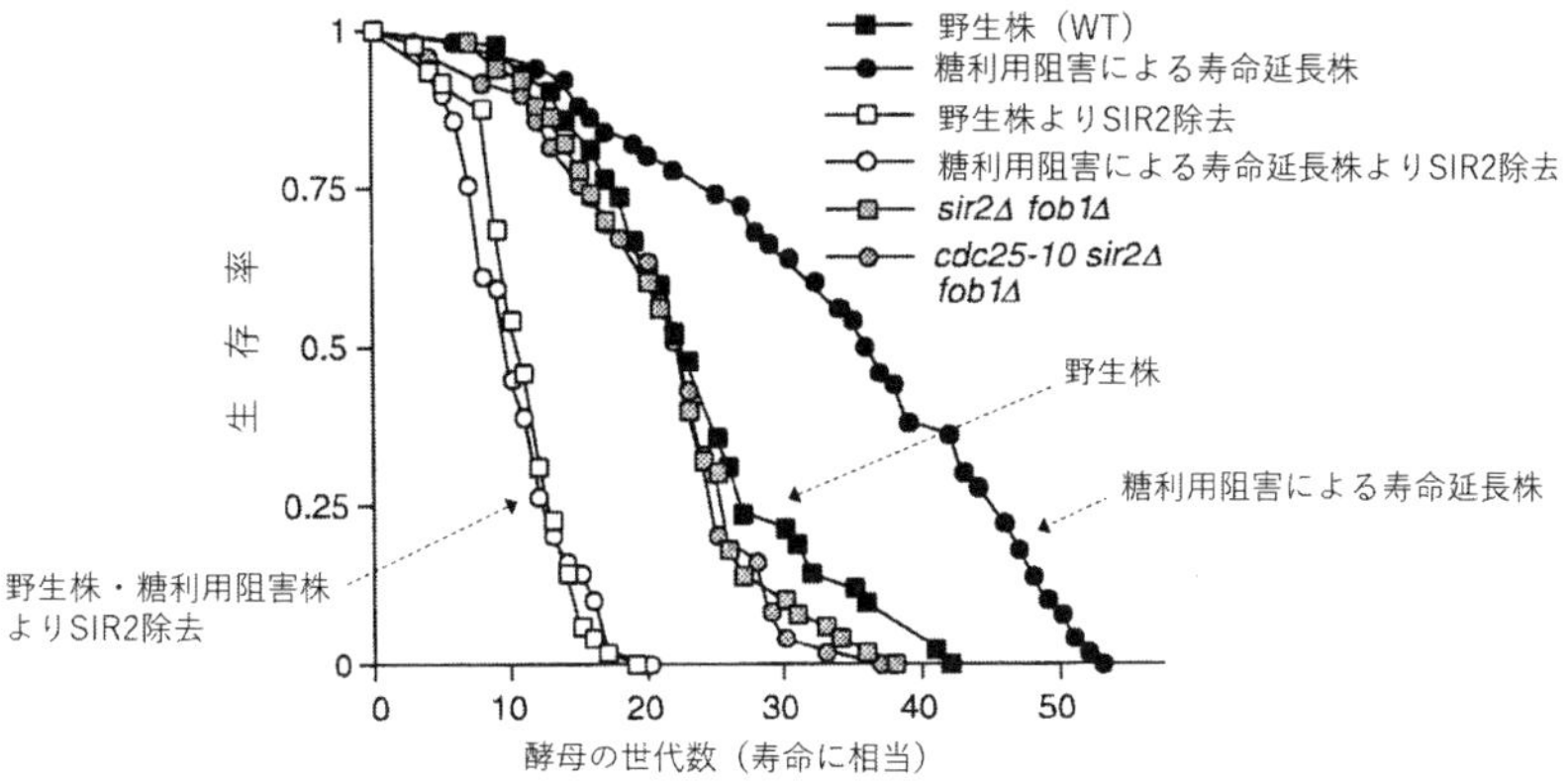

図4-9　出芽酵母の寿命に対するSIR2除去の影響

Su-Ju Lin et al. Science 2000；2126-2128より一部改変

骨粗鬆症やサルコペニアによってADL（日常生活動作）が低下すれば、逆に、健康寿命を短縮させる可能性があることにも注意する必要があります。

2. カロリー制限と長寿遺伝子サーチュイン

カロリー制限がなぜ〝抗老化〟や〝寿命延伸〟の効果をもたらすのかについての重要な手がかりが、出芽酵母を用いた実験で示されました。[5] それによれば、実験に用いた出芽酵母の寿命は、エネルギー源となるグルコース濃度が低いほう、あるいはグルコースの利用を制限したほうがより長生きをし（図4-8）、その寿命延長効果にはサー2（SIR2）という長寿遺伝子が他の遺伝子の発現制御を介して重要な働きをしていることが明らかになりました（図4-9）。この論文を契機に生物の老化・寿命に関する研究が大きく進展し、酵母、線虫からマウス、ラットに至るまで多くの生物で長寿遺伝子SIR2のオルソログ（共通の祖先遺伝子から分岐した相同な遺伝子）

が発見されています。哺乳類ではこの遺伝子をサーチュイン（Sirtuin）といい、現在7種類のサーチュイン（SIRT1〜SIRT7）知られています。SIRT4を除く6種類のサーチュインの遺伝子産物は、すべてNAD依存性脱アセチル化酵素の活性をもっており、タンパク質の脱アセチル化を介して、ストレスや老化から個体を保護するように働くと考えられています。サーチュインの脱アセチル化酵素はNADが増加することによって活性化されますが、NADは本来、ミトコンドリアでエネルギーが産生される時に生成するNADHの酸化物であり、これが増加しているのは細胞のエネルギー状態が低下していることをあらわしています。つまりNADは細胞のエネルギー状態を感知するセンサーとしての役割を持っていることになります。細胞のエネルギー状態が低下した時には、増加したNADによってサーチュインの脱アセチル化酵素が活性化され、ストレス防御に関わる様々なタンパク質（特にストレス防御タンパク質の遺伝子発現に関与するFOXOなどの転写因子やヒストンなどの核タンパク質）の脱アセチル化を介して、エネルギー不足によるストレスから細胞を守るのが長寿遺伝子サーチュインの働きということになります。カロリー制限は、細胞のエネルギー状態を低下させることによってNADを増加させ、それによってサーチュインを活性化し、脱アセテル化というエピジェネティックな変化によって〝寿命延伸〟および〝抗老化〟の効果を発揮していると考えられています。

3. 運動のホルミシス効果と健康増進

適度な運動が様々な健康障害に対して有効であることは、我々を含む多くの研究室によって報告さ

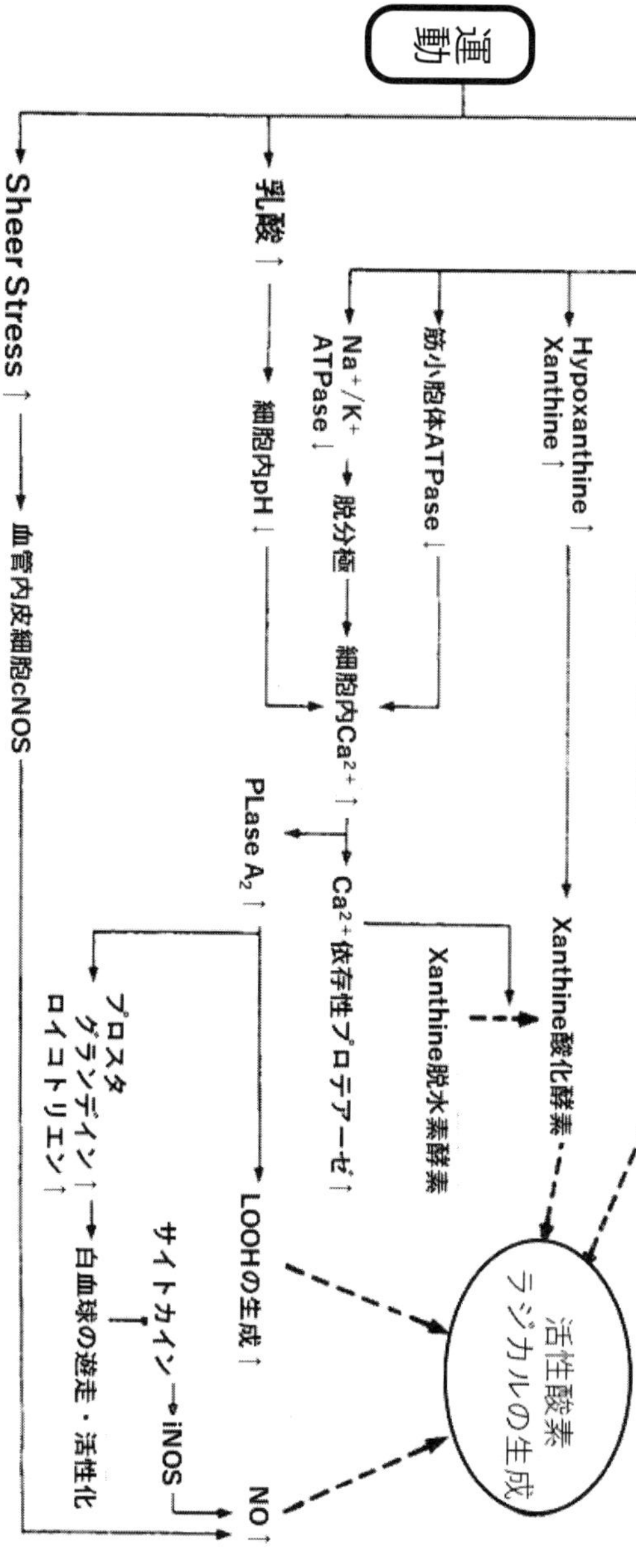

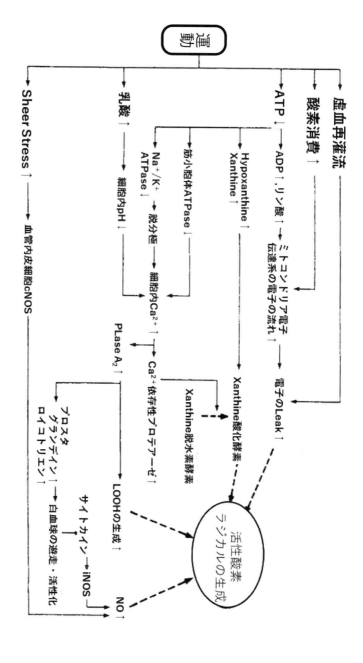

図4-10　運動による活性酸素の生成機構
南里宏樹他　総合リハビリテーション24巻2号：137-143. 1996年より一部改変

れています。[7][8][9] 本稿では、運動による活性酸素の発生とそれに伴う酸化ストレスの防御機構について、最近注目されている〝ホルミシス〟[10]という観点より概説します。

活性酸素（ROS；Reactive Oxygen Species）とは、通常の酸素（三重項酸素）が活性化された反応性の高い酸素分子種の総称です。狭義の活性酸素には、酸素が部分的に還元されたスパーオキシド（O_2・－）、過酸化水素（H_2O_2）、ヒドロキシラジカル（・OH）、および酸素が光や化学反応で励起されてできる一重項酸素（$^1O_2$）の4つの分子種が含まれます。

図4-10[11]に示すように、生体内では運動によって様々なメカニズムで活性酸素が発生する可能性があります。生成した活性酸素は、その細胞毒性により種々の組織・細胞に酸化ストレスを惹起する有害因子ですが、それと同時に、酸化ストレスに対する様々な防御機構を誘導する防御因子でもあります。このように一つの物質が濃度の違いによって、生体に対して有害作用と防御作用の両方を示す現象を〝ホルミシス〟といいます。ホルミシスの概念は、もともと毒物学や放射線障害の分野で知られていた現象で、低濃度の毒物や低線量の放射線にあらかじめ曝露されているとその後の高濃度・高線量の曝露による生体障害が軽減される現象です。このようなホルミシス効果による生体防御は、毒物や放射線以外の様々なストレスでも同様に起こることが最近のホルミシスの研究によって明らかになっています。運動においても、過度の運動で生成する安全量を超えた活性酸素は、生体に有害作用を及ぼす可能性もありますが、適切な運動によって生成する適度な量の活性酸素は、抗酸化機構の誘導や糖質・脂質代謝を改善するシグナル分子として、運動の健康増進効果の一端を担っていると考えられます。

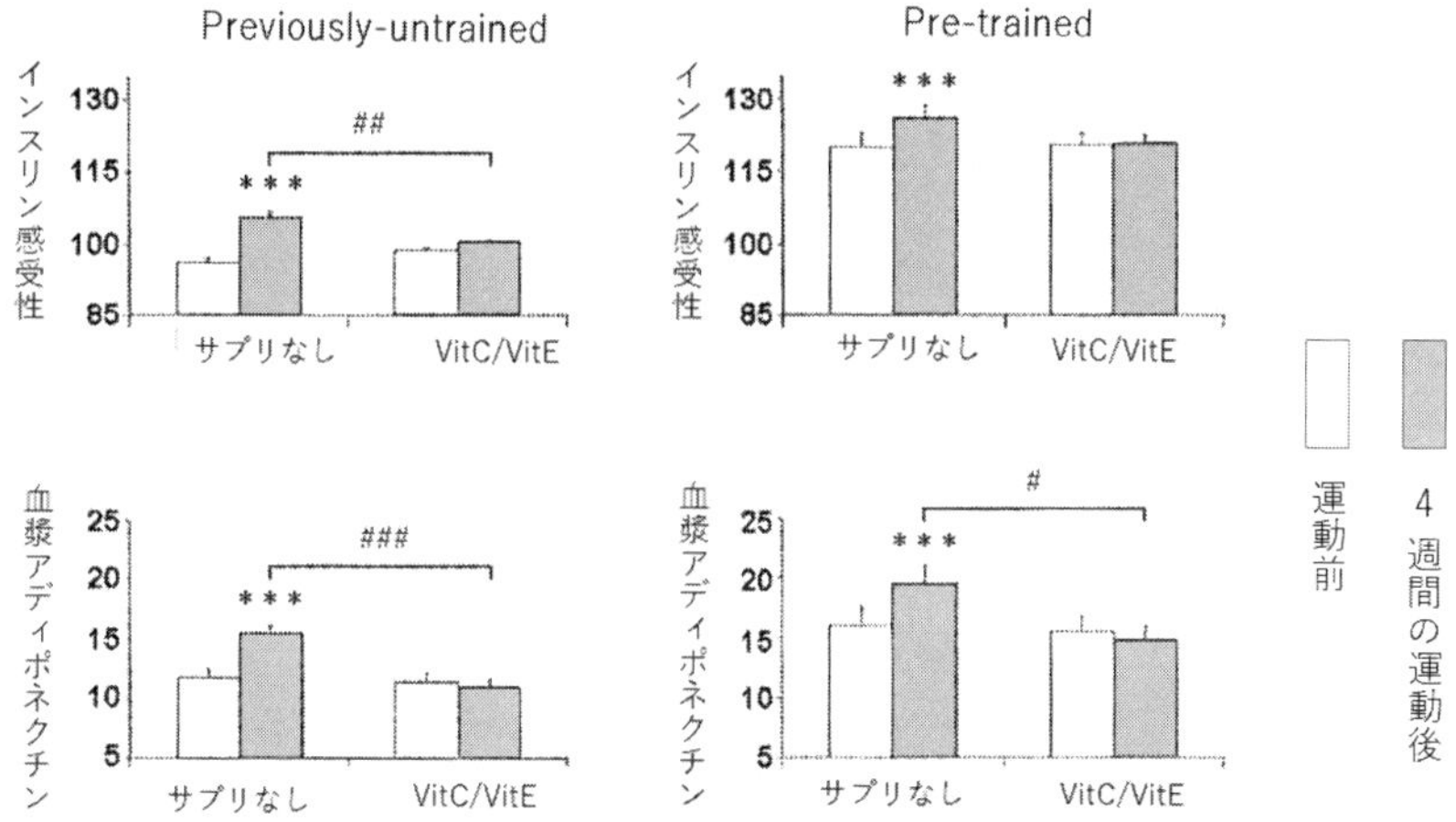

図4-11　インスリン感受性とアディポネクチン分泌に対する運動・抗酸化剤の効果
RistowM et al.,Proc Natl Acad SciUSA 101:8852-8857. (2009)より引用(一部改変)

運動による糖質・脂質代謝改善効果が、まさに運動で生成した活性酸素のホルミシス効果を介したものであることを示唆する論文[6]が発表されています。図4-11は、4週間の運動トレーニングによるインスリン感受性の変化と血中アディポネクチン（脂肪細胞から分泌されるインスリン感受性を高める生理活性物質）の濃度変化を、運動トレーニング期間中の抗酸化ビタミン（ビタミンC／ビタミンE）の服用の有無で比較したものです。抗酸化ビタミンを服用しないグループは、運動習慣のある人（Pre-trained）もそうでない人（Previously-untrained）も共に、4週間の運動トレーニングによってインスリン感受性および血漿アディポネクチン濃度の有意の増加が認められましたが、運動トレーニング期間中に抗酸化ビタミンを服用したグループでは、運動習慣の有無にかかわらず、運動によるインスリン感受性および血

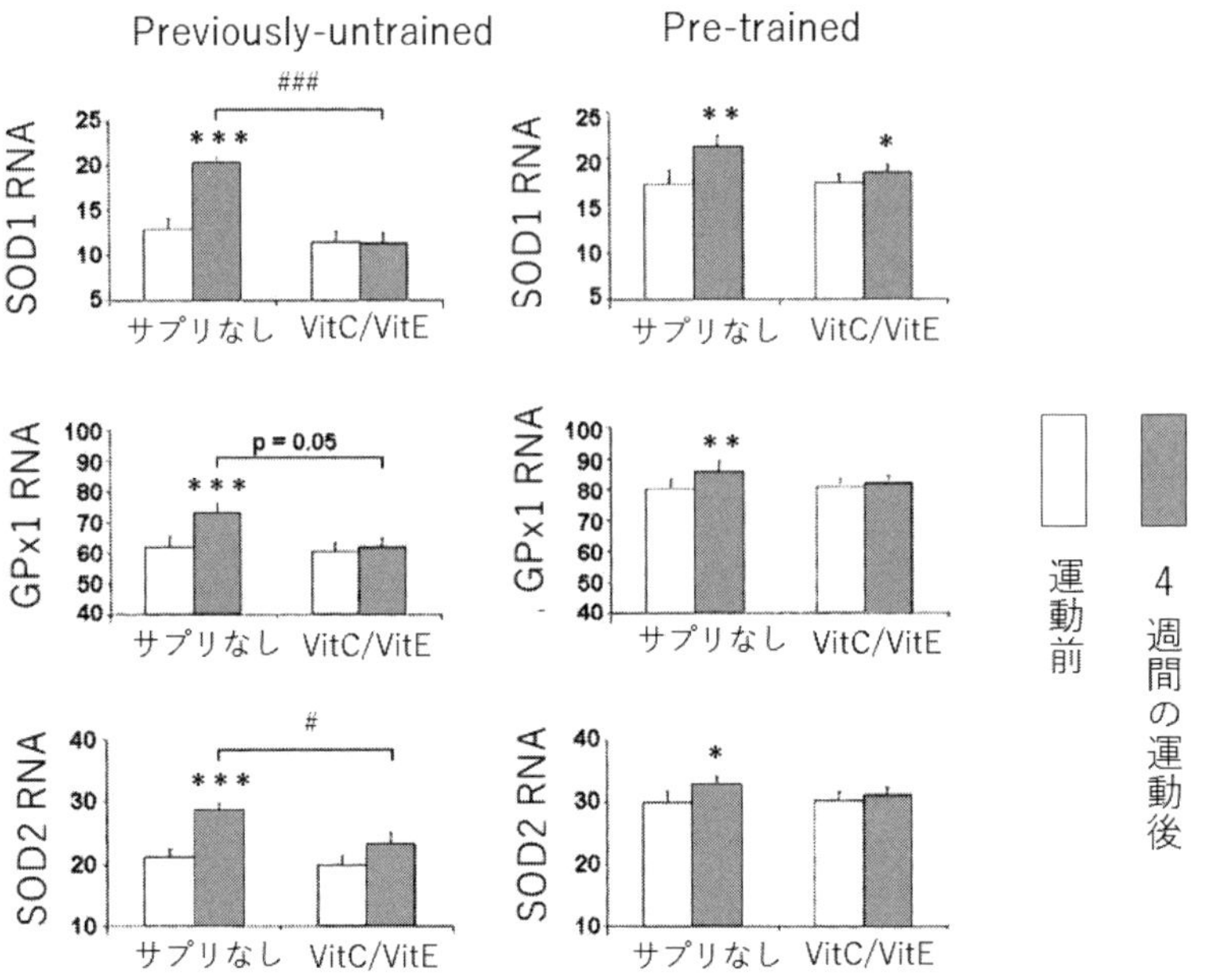

図4-12　抗酸化酵素の誘導に対する運動・抗酸化剤の効果
Ristow M et al.,Proc Natl Acad Sci USA 101:8852-8857. (2009)より引用(一部改変)

漿アディポネクチン濃度の有意の増加は認められませんでした。また、運動トレーニングによる抗酸化酵素(SOD1,SOD2,GPx1)の発現についても、抗酸化ビタミンを服用していないグループでは、運動習慣の有無にかかわらず、運動トレーニングによる抗酸化酵素の有意の増加が認められましたが、抗酸化ビタミンを服用したグループでは、運動習慣の有無にかかわらず、増加が認められませんでした(図4-12)。

この結果は、運動によるインスリン感受性の改善および抗酸化酵素の発現誘導がまさに運動によって発生する活性酸素のホルミシス効果であることを強く示唆しています。この結果については、否定的な論文も報告されていますが、活性酸素によるホルミシス効果は、免疫における予防接種、循環器疾患におけるプレコンディショニング（Preconditioning）、更には、前項で述べたカロリー制限による抗ストレス効果などにも共通する医学・生物学全般にみられる普遍的な現象ということもできます。運動は、骨・筋肉系、心血管系、呼吸器系、糖質・脂質代謝、認知機能など様々な生体機能に有益な作用を及ぼしますが、この運動による生体機能改善のメカニズムの一つとして、運動で生成する活性酸素のホルミシス効果が関与している可能性も考えられます。[12]

第2節　活力のある100歳を目指した海外および我が国の健康への取り組み

現在、世界のそれぞれの国でヘルスプロモーション活動が企画・実践されています。その中で最も興味あるヘルスプロモーション活動としてアメリカ心臓協会の活動が挙げられます。アメリカではアメリカ心臓協会（AHA, American Heart Association）が心血管疾患の発症予防を目的とした健康づくりに２０１０年に取り組み12年後に有用な結果を得て引き続き継続されることになりました。アメリカ心臓協会は日頃の生活の中でシンプルな健康習慣7項目（４つの健康行動と３つの健康要因）を守る健康づくりを提唱し、12年後には好ましいアウトカムを得ることができました。このため、２０２４年からはあと1項目加えたエッセンシャルな健康習慣8項目を守る健康づくりが発足することとなりました。[1]

一方、我が国では前述のように21世紀の国民の健康づくりを目指した「健康日本21」ではがんや脳血管疾患・虚血性心疾患の死亡率の減少に一定の結果を得、「平均寿命の増加分を上回る健康寿命の増加」という目標も達成されました。その結果、引き続き「健康日本21（第三次）」が継続されることになり、推進のための目標値（案）を作成し「全ての国民が健やかで心豊かに生活できる持続可能な社会の実現」というビジョン実現の目標のもとに新たな取り組みが計画されています。[2]

そこで内外の注目すべきヘルスプロモーション活動を紹介します。

第1項　米国での取り組み－Life's Essential 8（「生活エッセンシャル」8項目）

心血管の健康に関しては従来、アメリカ心臓協会では病気の治療のみに焦点が当てられていましたが、２０１０年「心血管の健康増進と疾患の減少のための国家目標」をかかげ積極的な健康維持・増進へ新たな舵を切るというパラダイムシフトが起きました。

目標として理想的な心血管系の健康を維持するための4項目の健康行動（禁煙、BMI、身体活動、食事）と3項目の健康要因（総コレステロール、血圧、血糖）の計7項目を遵守することをLife's Simple7（LS7）（生活シンプル7）として提唱しました。アメリカ心臓協会はCVH（心血管系の健康）スコアを作成し、チェックリストを用いて評価し、その10年後、心血管のヘルスプロモーションと疾患予防の効果を評価することにしました。それから12年後の２０２２年にその分析評価の結果が公表

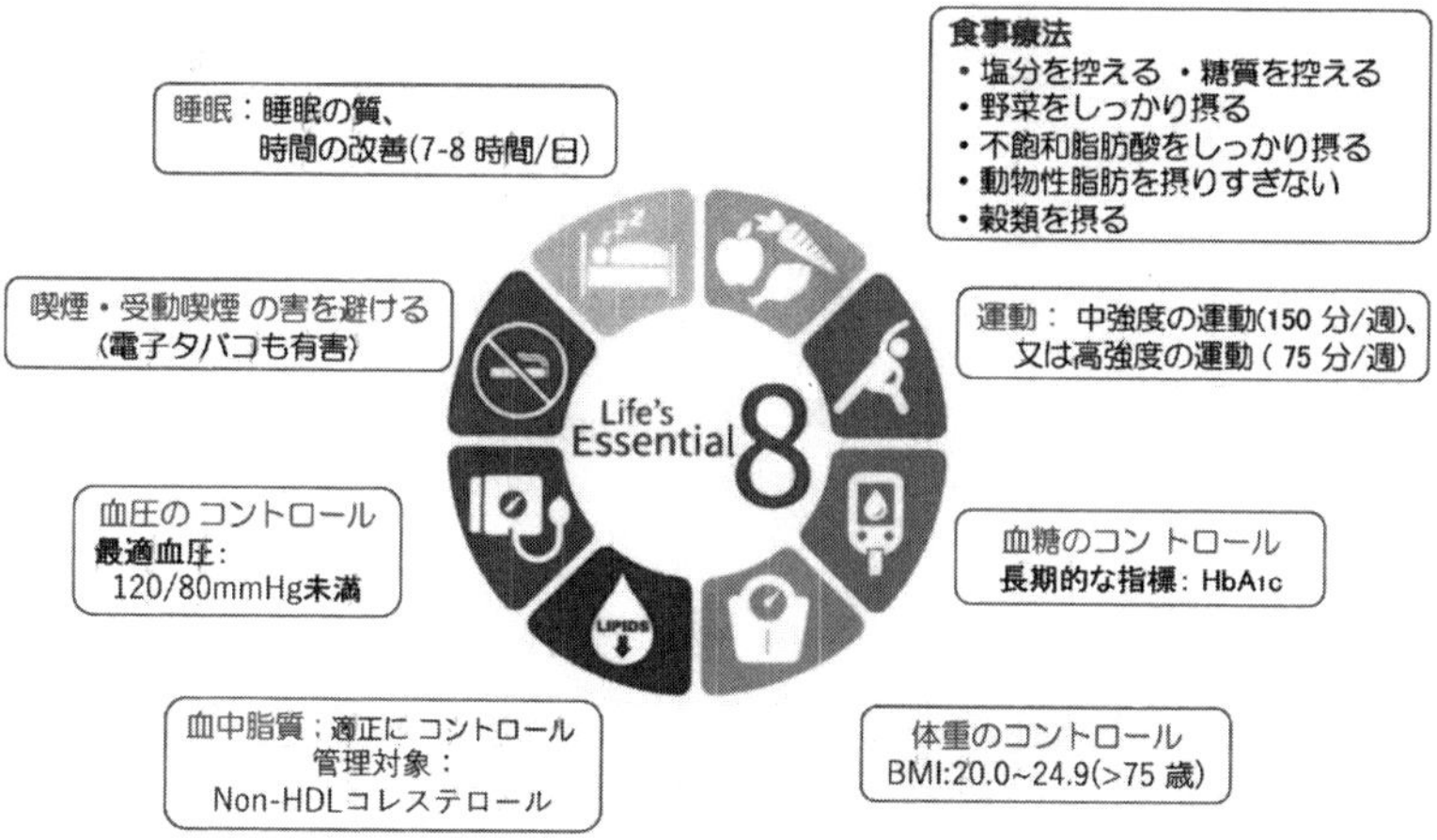

（*Circulation*. 2022;146:e18–e43より作製）

図4-13　生活エッセンシャル８：心臓血管の健康を促進するためのチェック項目（８項目）
健康習慣８項目は４つの健康行動（禁煙、運動・身体活動、健康的な食事、睡眠の改善）と４つの健康要因（血糖コントロール、コレステロールの管理、血圧の管理、適正な体重）より構成されている。

表4-1　生活エッセンシャル８の評価項目の評価方法と基準点の算定法

	評価方法	100点の基準
食習慣	MEPA（米国版の地中海式遵守度） 16項目から採点する。最高点は16点	15点以上
身体活動	中強度以上の運動時間(1週間あたり)	150分以上
ニコチン曝露	喫煙と受動喫煙	生涯非喫煙＋受動喫煙無し
睡眠	平均睡眠時間	7時間以上9時間未満
BMI	体重（Kg）÷身長（m）^{2}	18.5−22.9
血清脂質	Non−HDL−C値 （＝総コレステロール値—HDL−C値）	130mg/dL未満
血糖	空腹時血糖値、HbA1c値	空腹時血糖＜100mg/dL、 HbA1c＜5.7%
血圧	収縮期血圧、拡張期血圧	＜120/80mmHg

（同友会グループ：人生エッセンシャル8項目（Life's Essential 8））
Do-yukai Medical News（2022年12月号（https://do-yukai.com））より引用（一部改変）

されました。[3][4]この約12年の間にAHAによるCVHの概念を記述した文書（２０１０年）を引用した科学的論文の発表は２５００を超えたということですが、それらを参照して解析されました。

その結果によりますと、全ての研究報告でCVHスコアが高い人、つまり健康習慣を守る人は心血管疾患発症のリスクが著しく低いという結果が出ました。

またCVHスコアが高い人は、がん、認知症、末期腎疾患、および慢性閉塞性肺疾患などのリスクが低いことも明らかとなりました。寿命が延び長生きすることになりますが、医療費は削減されるという結果でした。

CVHスコアを良好に保つことは単に病気がないということ以上に、多くの人に好ましい効果をもたらすことが明らかになりました。

認知機能は老化の重要な要素であり、生活の質、機能的自立、および施設入所のリスクを予測する指標ともなっています。心血管リスクの役割が解明されるにつれて、それらが認知障害や認知症と密接に関連していることが明らかになってきています。

心血管リスクは脳の健康とよく一致していますが、心血管リスク以外の要因も認知機能の悪化を促進する可能性があることも明らかになってきています。[5]

米国のアルツハイマー協会は定期的な身体活動と心血管危険因子（糖尿病、肥満、喫煙、高血圧）の管理が認知機能低下のリスクを減らす可能性があること、健康的な食事と生涯にわたる学習／認知トレーニングが認知機能低下のリスクを軽減する可能性があることなどを明らかにし、「生活シンプル７」を守ることが認知症予防効果をもたらす可能性があることが示唆されました。

アルツハイマー病協会は認知機能低下と認知症の修正可能な危険因子に関する証拠を次のように要約しております。

まだ認知症の根本的な治療法がない今日、認知症を発症するリスクをまず軽減することが大切です。修正可能な心血管危険因子と認知機能低下のリスク低下は密接な関連があります。[6]

CVH スコアと発がんの関係について見ると「生活シンプル７」の７つの理想的な健康指標を遵守することが、がんの発生率の低下と関連することが明らかになっています。[7]

CVH スコアと閉経後の女性の発がんのリスクとの関連を調べた結果でも、CVH スコアが最低の女性は、CVH スコアが最も高い女性に比べて心血管疾患発症が約7倍高いことが報告されています。[8]

CVH スコアが理想的なレベルにある人は、肺がん、結腸・直腸がん、乳がんのいずれも発症が少なかったという結果でした。

つまり、より CVH スコアが低い閉経後の女性では心血管疾患およびがんのリスクが高いことがわかりました。

以上の２０２２年の結果の評価を参考に、将来の「生活シンプル７」の項目の一部を改定し、新たに「睡眠」を項目として加え、新たな8項目よりなる「Life's Essential 8(LE8)」即ち「生活エッセンシャル８」を新たな基準として提案し、新しい「心血管系の健康（CVH）」の評価が２０２４年より実施されることになりました（図４-13、表４-１）。

「生活シンプル7（LS7）」の普遍性と「生活エッセンシャル8（LE8）」への期待

従来アメリカ心臓病学会では心血管系の健康に関しての関心事はもっぱら病気の治療に関することが中心でした。2010年に積極的なヘルスプロモーション（健康維持増進）と疾患の減少をアメリカ心臓協会の目標として掲げ、積極的なヘルスプロモーションの推進に力を入れてきました。

「生活シンプル：Life's Simple7」（LS7）は元来、心血管系の発病予防を目的として考えられたものですが、心血管リスクの健康への影響が解明されるにつれて、がんや認知障害、フレイル等の心血管系以外の疾患のリスクとも密接に関連していることが明らかになり、ヒトの健康寿命全般に渡り広く貢献することが明らかになってきました。ヒトの長寿や健康寿命に関与するライフスタイルにはおしなべて共通する普遍性があることが明らかになってきたといえるでしょう。

第2項　我が国での取り組み――「健康日本21（第三次）」

今回の健康日本21（第三次）では健康要因（疾病）と健康行動（生活習慣）の目標を明確に定め、従来の施策を継承しながら、睡眠時間の数値目標が新たに設定された点が注目されます。

「健康日本21（第三次）」の基本的な方向

「全ての国民が健やかで心豊かに生活できる持続可能な社会の実現」をするため、基本的な方向を次のように定めています。

1．健康寿命の延伸・健康格差の縮小
2．個人の行動と健康状態の改善
3．社会環境の質の向上
4．ライフコースアプローチを踏まえた健康づくりへの取り組み

以上の4つの方向とし、個人の行動と健康状態の改善をはかり、社会環境の質の向上に取り組むことで主たる目的である健康寿命の延伸と健康格差縮小の実現を目指します。

健康日本21（第三次）の注目すべき主な点は次の通りです。

疾病（健康要因）としては非感染性疾患（がん、循環器疾患、糖尿病、COPD（慢性閉塞性肺疾患））と心の健康があげられ

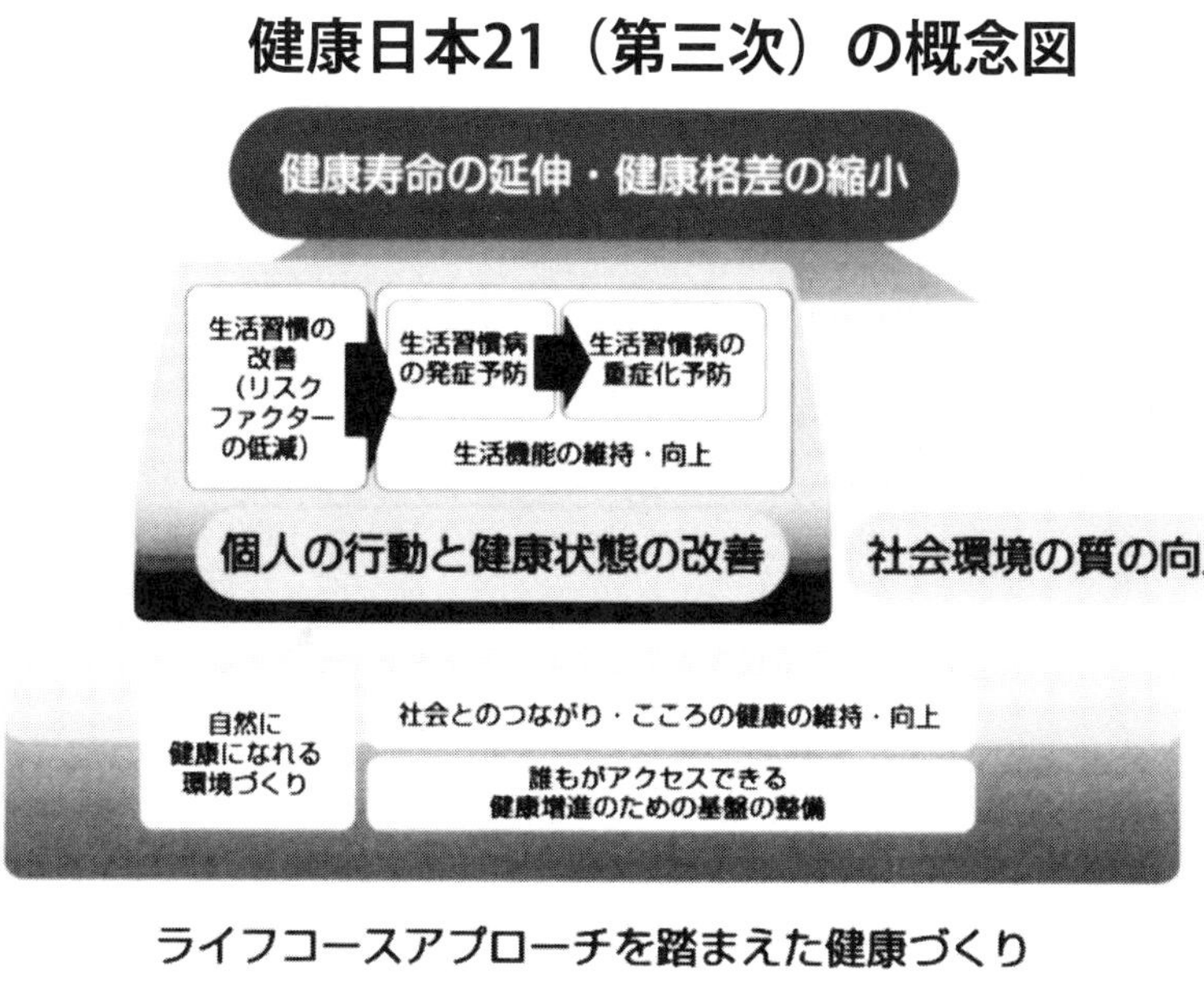

図4-14　健康日本21（第三次）の概要
厚生労働統計協会；図説国民衛生の動向2023/2023より引用

ており、他方、生活習慣（健康行動）については栄養・食生活、身体活動・運動、休養、飲酒、喫煙及び歯・口腔の健康の6項目が従来どおり、あげられています。

新たな目標としては睡眠時間6～9時間と数値目標設定がなされています。

2022年までの「健康日本21」の総括では一部の指標（特に一次予防に関連する指標）が悪化しており、また一部の性・年齢階級別では悪化している項目があることなどの課題が指摘されており、人生100年時代を間近に控え、マルチステージな生活が予測されるなど社会が多様化する中にあって、より実効性のある取り組みが望まれます（図4－14）。

第3項　人生100年時代のヘルスプロモーションのすすめ総括

かつては栄養、運動、休養が健康づくりの3大要因とされていましたが、社会の長寿化とともに健康づくりの要因も様変わりしてきました。老化の問題が加わり新たな健康の課題となっています。また今では休養に関連ある項目としてはストレス対処法が主要な課題となっています。また最近は国の内外を問わず、睡眠対策が重要な健康課題として注目されています。

長寿化に関連する事項では、特に日常生活を維持していく上で欠かせない認知機能や筋力・体力の維持等についても注目されています。

脳の機能については、加齢とともに低下する一方だと考えられていましたが、脳を繰り返し使用す

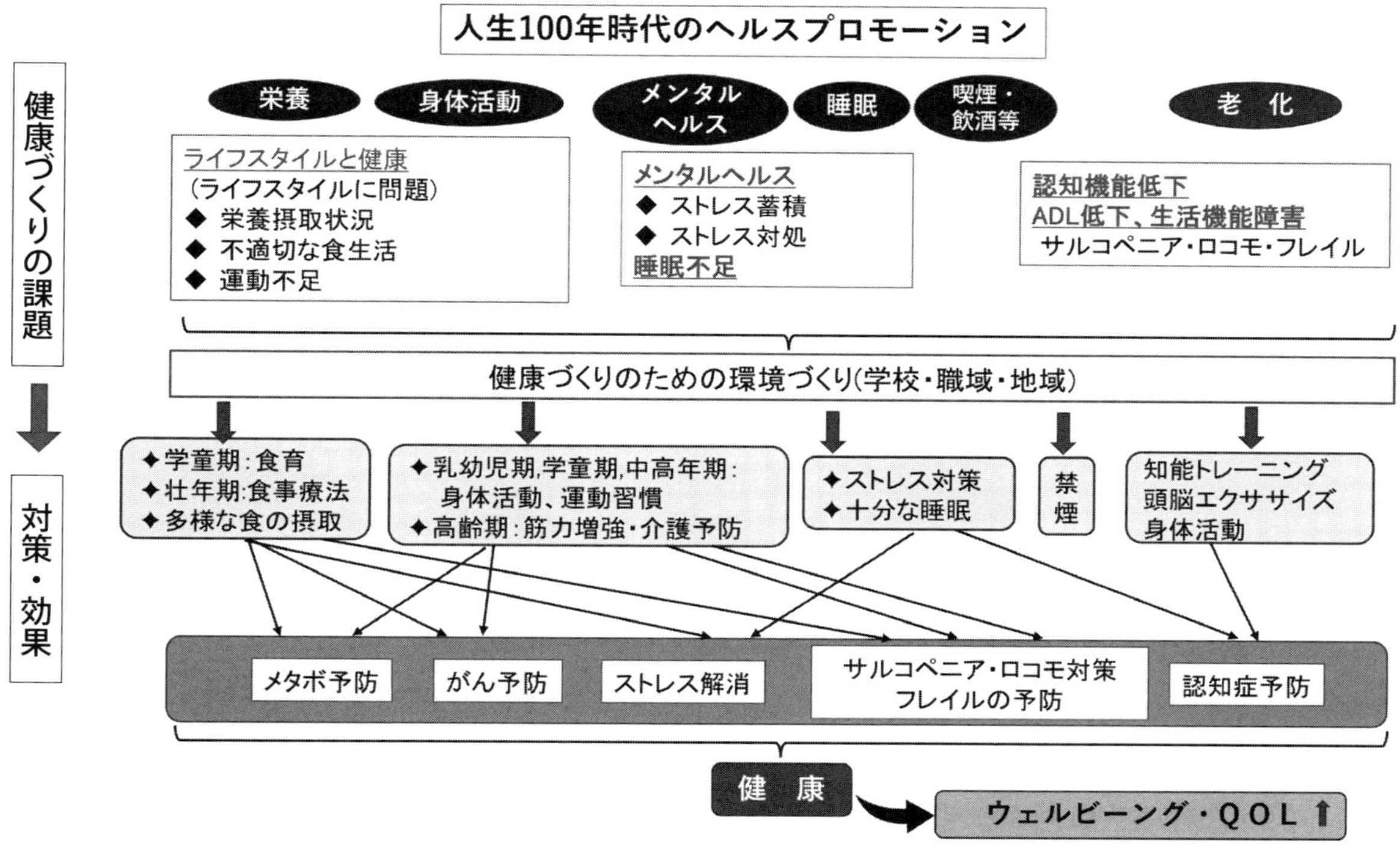

人生100年時代の健康づくりの課題と対策と期待される効果を総括

図4-15　人生100年時代のヘルスプロモーション

ることにより、脳の機能を高めることができたり、ダメージからの回復が可能であることも明らかになっています。身体活動を行い、適切な栄養（低脂肪食、野菜や果物、ビタミンB_{12}、オメガ３脂肪酸等）を摂取し、脳トレーニングや頭脳エクササイズを実践していけば、脳の機能を維持するのに有効なことも明らかにされています。

現在は情報社会の発展は目覚ましいものがあり、医学や医療、健康に関する情報も容易に入手可能な時代となってきました。それらで得た最新の情報をもとに医学や健康に関する知識に照らして健康行動や健康習慣を修正することも可能になりました。最後に本書で述べてきた人生１００年時代のヘルスプロモーションの課題と対策、期待される効果等の概要を図４－15に俯瞰的に総括いたしました。

さいごに

江戸時代、儒学者であった貝原益軒は、83歳の時に『養生訓』〔1712（正徳2）年〕を出版しています。益軒自身の経験に基づき書かれた健康本の解説書で、そこには以下のような記述があります。「人の身は百年を以て期とす。上寿は百歳、中寿は八十、下寿は六十なり。六十以上は長生なり。……短命なるは生まれついて短きにあらず。十人に九人は皆自らそこなえるなり。」このように記し、平均寿命が40年前後といわれる江戸時代に、80歳代まで創作活動を行っていた人物の重みのある言葉です。益軒は江戸時代すでに人生100年時代を予測していたのではと驚きますが、今回「人生100年時代のヘルスプロモーションのすすめ」をテーマに、それぞれの専門家に執筆いただきました。上寿を全うする者の割合が増加している今、人生100年時代にどのように生きていくか、そのための資源である「健康」を切り口に、胎児から高齢者までのライフステージ毎にまとめ、さらにライフコースを意識した章も加えることで、俯瞰的な視点でヘルスプロモーションを論じています。

今回、紙面に限りがあり、ヘルスプロモーションに関係するあらゆる側面を網羅することはできていません。例えば、我が国の非感染性疾患による死亡のリスクの第一位である「喫煙」については触れていません。喫煙による健康障害や受動喫煙の課題など、現在多くの一般書・学術書が出されていますので、それらを参考にしていただければと思います。また、健康日本21（第三次）において、第二次に比べ重点がおかれている「睡眠」についても、章立てには、加えることはできませんでした。しかし、睡眠については、本書の様々な章内で触れており、ヘルスプロモーションにとって重要な位置を示していることも分かると思います。

近年、「自然に健康になれる持続可能な食環境づくり」等の自然に健康になれる環境づくりの重要性が大きく述べられています。２０２４年から開始した健康日本21（第三次）でも、健康寿命の延伸・健康格差の縮小のための土台に位置づけ、重要性を示しています。もちろん、自然に健康になれる環境づくりは重要な取り組みで、各章でも触れていますが、本書にあるメカニズムも考えた上での色々な取り組みやエビデンスは、時代に左右されない確固たる信念を持った取り組みへと発展していく基盤になっていると思います。益軒の『養生訓』の時代から健康のために人が行うべきことは大きく変わっていません。このような普遍的なエビデンスを基に、上寿である人生１００年時代に、豊かに生きるにはどうすればいいのか、医学研究者だけではなく、様々な分野の研究者、そして、市民も巻き込み取り組んでいく必要があります。

２０２４（令和６）年４月

太田　雅規

【索　引】

第２節　第１項

1.Donald M Lloyd-Jones, et al.: Life's Essential 8: Updating and Enhancing the American Heart Association's Construct of Cardiovascular Health: A Presidential Advisory From the American Heart Association.(Circulation. 2022 Aug 02;146(5);e18-e43)

2.厚生労働省：「健康日本21（第三次）」https://www.mhlw.go.jp/stf/seisakunitsuite/bunya/kenkou_iryou/kenkou/kenkounippon21_00006.html

3.Lloyd-Jones DM et al: Defining and setting national goals for cardiovascular health promotion and disease reduction: the American Heart Association's strategic Impact Goal through 2020 and beyond（2010 Feb 2;121(4):586-613. CIRCULATIONAHA.109.192703.Epub 2010 Jan 20.）

4.Philip B. Gorelick,at al: Defining Optimal Brain Health in Adults A Presidential Advisory From the American Heart Association/ American Stroke Association(Stroke.2017;48:e284-e303)

5.Baumgart M, et al.: Summary of the evidence on modifiable risk factors for cognitive decline and dementia: a population-based perspective . Alzheimers Dement. 2015; 11:718–726. doi: 10.1016/j.jalz.2015.05.016.

6.Rasmussen-Torvik LJ, Shay CM, Abramson JG, et al. :Ideal Cardiovascular Health Is Inversely Associated With Incident Cancer: The Atherosclerosis Risk in Communities Study. (Circulation. 2013; 127:1270-1275.)

7.Randi E. Foraker et al: Cardiovascular Health and Incident Cardiovascular Disease and Cancer: The Women's Health Initiative. Am J Prev Med 2016 Feb;50(2):236-40.

8.厚生労働省：「健康日本21（第三次）」https://www.mhlw.go.jp/stf/seisakunitsuite/bunya/kenkou_iryou/kenkou/kenkounippon21_00006.html

第２節　第２項

厚生労働省：「健康日本21（第三次）」https://www.mhlw.go.jp/stf/seisakunitsuite/bunya/kenkou_iryou/kenkou/kenkounippon21_00006.html

memory of hypertrophy. Sci Rep, 8(1),1898(2018)

10.Blocquiaux S, Ramaekers M et al.: Recurrent training rejuvenates and enhances transcriptome and methylome responses in young and older human muscle. JCSM Rapid Commun. 5: 10-32(2022)

11.Nishida Y, Hara M et al: Epigenome-wide association study identified VTI1A DNA methylation associated with accelerometer-assessed physical activity, Med Sci Sports Exerc, 54(11), 1879-1888(2022)

第１節　第２項

1.Colman R.J., Anderson R.M., Johnson S.C. et al.: Caloric restriction delays disease onset and mortality in rhesus monkeys, Science 325(5937), 201-204(2009)　doi:10.1126/science.1173635

2.Mattison J.A., Roth G.S., Beasley T.M., et al.: Inpact of caloric restriction on health and survival in rhesus monkeys: the NIA study Nature 489(7415), 318-321(2012)　doi: 10.1038/nature11432

3.ColmanR.J.,BeasleyT.M.KemnitzJ.W.et al .:Carol:c restriction reduces age-related and all-cause mortality in rhesus monkeys,Nat Commun 2014;5:3557 doi:10.1038/ncomms 4557

4.Mattison J.A., Colman R.J., Beasley T.M., et al.: Caloric Restriction improves health and survival of rhesus monkey, Nat Commun 2017;8:14063　doi:10.1038/ncomms14063

5.Su-Ju Lin, Defossez P-A., Guarente L: Requirement of NAD and SIR2 for Life-Span Extension by Calorie Restriction in Saccharomyces cerevisiae, Science 289, 2126-2128(2000) doi:10.1126/science.289.5487.2126

6.Ristow M., Zarse K., Oberbach A., et al.: Antioxidants prevent health-promoting-effects of physical exercise in humans, Proc Natl Acad Sci USA106(21), 8665-8670(2009) doi:10.1073/pnas.0903485106

7.Himeno E., Nishino K., Okazaki T. et al.: Effects of Mild Aerobic Exercise and a Mild Hypocaloric Diet on Plasma Leptin in Sedentary Women,
Clin. Exp. Pharmacol, Physiol., 26, 682-690,(1999)

8.Sato Y., Nanri H., Ohta M. et al.: Increase of human MTH1 and Decrease of 8-hydroxydeoxyguanosine in Leucocyte DNA by acute and chronic Exercise, Biochem.Biophys.Res.Commun. 305, 333-338(2003)

9.Ohta M., Nanri H., Matsushima Y. et al.: Blood pressure-lowering effects of lifestyle modification: Possible involvement of nitroic oxide bioavailability, Hypertens Res. 28, 779-786(2005)

10.大石修二司：運動と酸化ストレス－活性酸素と抗酸化防御のバランスの重要性、医療69（７）317-324（2015）

11.南里宏樹、池田正春、小林昌之他：活性酸素と運動、総合リハビリテーション24（2）137-143（1996）

12.Yfanti C., Nielsen A.R., Åkerstroem T. et al.: Effect of antioxidant supplementation on insulin sensitivity in response to endurance exercise training, Am J Physiol Endocrinol Metab 300: E761-E770(2011)

13.後藤佐多良東邦大学名誉教授のホームページ（健康・老化に関する解説）
https://www.mnc.toho-u.ac.jp/v-lab/aging/index.html

ページ　https://www.mhlw.go.jp/toukei/saikin/hw/k-tyosa/k-tyosa22/dl/05.pdf
2.高年齢労働者の安全と健康確保のためのガイドライン（エイジフレンドリーガイドライン）別添資料２（修正版）ガイドライン本文（mhlw.go.jp）
3.日本老年医学会：フレイルに関する日本老年医学会からのステートメント〔20140513_01_01.pdf (jpn-geriat-soc.or.jp)〕
4.Fried LP, Tangen CM, et al: Cardiovascular health study collaborative research group: Frailty in older adults: evidence for a phenotype, J Gerontol A Biol Sci Med Sci 56: M146-156(2001).
5.国立長寿医療研究センター：長寿医療研究開発費事業　フレイルの進行に関わる要因に関する研究（25－11）．国立長寿医療研究センター(2015)
6.「通いの場で活かすオーラルフレイル対応マニュアル2020年版」編集委員会：通いの場で活かすオーラルフレイル対応マニュアル～高齢者の保健事業と介護予防の一体的実施に向けて～2020年版. 公益社団法人日本歯科医師会, p37 (2020)
7.Rosenberg IH: Epidemiologic and methodologic problems in determining nutritional status of older persons. Am J Clim Nutr 50, 1231-1233(1989)
8.Chen LK, Woo J, et al: Asian working group for sarcopenia: 2019 consensus update on sarcopenia diagnosis and treatment. J Am Med Dir Assoc 21,300-307.e2. (2020)
9.Tanaka S, Kamiya K, et al.: Utility of SARC-F for Assessing Physical Function in Elderly Patients With Cardiovascular Disease. Journal of the American Medical Directors Association 18 (2), 176—181(2017)
10.厚生労働省：高齢者の医薬品適正使用の指針（総論編）．2018年5月．https://www.mhlw.go.jp/content/11121000/kourei-tekisei_web.pdf
11.日本整形外科学会，日本運動器科学会：ロコモティブシンドローム診療ガイド2021，文光堂(2021)
12.日本整形外科学会ロコモティブシンドローム予防啓発公式サイトlocomo_leaf_0902 (locomo-joa.jp)

第Ⅳ章　活力のある100歳をめざして

第１節　第１項

1.檜垣靖樹：エピジェネティクス概論　－身体活動とエピゲノム変化の意義－，体育の科学，72(12), 805-811(2022)
2.David AC, Caparros ML et al.: Epigenetics, second edition, Cold Spring Harbor Press(2015)
3.Waddington CH: The epigenotype. 1942. Int J Epidemiol, 41, 10-13(2012)
4.Barker DJ, Osmond C et al.: Growth in utero, blood pressure in childhood and adult life, and mortality from cardiovascular disease. BMJ, 298, 564-567(1989)
5.Osmond C, Barker DJ et al.: Early growth and death from cardiovascular disease in women. BMJ, 307, 1519-1524(1993)
6.Hanson MA et al.: Early developmental conditioning of later health and disease: physiology or pathophysiology? Physiol Rev, 94(4), 1027-1076(2014)
7.McGowan PO, Sasaki A et al: Epigenetic regulation of the glucocorticoid receptor in human brain associates with childhood abuse. Nat Neurosci, 12(3), 342-348(2009)
8.Barres R, Yan J et al: Acute exercise remodels promoter methylation in human skeletal muscle. 15, 405-411(2012)
9.Seaborne RA, Strauss J et al.: Human skeletal muscle possesses an epigenetic

content/10900000/000687163.pdf
[10] 令和3年度社会生活基本調査：https://www.stat.go.jp/data/shakai/2021/index.html
<参考資料>
なお本項では上記引用文献以外に下記よりの情報を参考にしました。
[ⅰ] 働く女性の心とからだの応援サイト：https://www.bosei-navi.mhlw.go.jp/
[ⅱ] 男女共同参画白書平成30年版：https://www.gender.go.jp/about_danjo/whitepaper/h30/zentai/index.html
[ⅲ] e－ヘルスネット：https://www.e-healthnet.mhlw.go.jp/
[ⅳ] 公益社団法人　日本産婦人科学会　https://www.jsog.or.jp/
[ⅴ] 政府の統計窓口　e-stat.go.jp
[ⅵ] 働く女性のメンタルヘルス　女性のライフステージと女性特有のうつとの関係（一般社団法人　日本うつ病センター）https://www.jcptd.jp/pdf/2019/jka_2019_symposium.pdf
[ⅶ] 公益財団法人長寿科学振興財団　健康長寿ネット：https://www.tyojyu.or.jp/net/
[ⅷ] 働く女性のライフステージに応じた飲酒に関する保健指導マニュアル（独立行政法人労働者健康安全機構佐賀産業保健総合支援センター）
https://www.sagas.johas.go.jp/relays/download/11/393/207/1178/?file=/files/libs/1178/202204061704294736.pdf
[ⅸ] 育メンプロジェクトHP：https://ikumen-project.mhlw.go.jp/

第４節　第１項

1.厚生労働省：令和5年版厚生労働白書,
https://www.mhlw.go.jp/wp/hakusyo/kousei/22/dl/zentai.pdf，2023年8月1日公開
2.厚生労働省：共生社会の実現を推進するための認知症基本法について,
https://www.mhlw.go.jp/content12300000/001119099.pdf，　2023年7月10日公開
3.JD Edwards , H Xu　et al : Speed of processing training results in lower risk of dementia, Alzheimer's Dement, 3(4), 603-611(2017)
4.F W Unverzagt , L T Guey, et al : ACTIVE cognitive training and rates of incident dementia, J Int Neuropsychol Soc, 18(4), 669-77(2012)
5.角田亘，橋本圭司　：脳外傷などによる高次脳機能障害の課題-障害の特徴-，総合リハ35(9), 859-864 (2007)
6.H Kim, JP Hong, et al : Cognitive reserve and the effects of virtual reality-based cognitive training on elderly individuals with mild cognitive impairment and normal cognition, Psychogeriatrics, 21(4), 552-559 (2021)
7.A F Kramer, S Hahn, et al : Ageing, fitness and neurocognitive function, Nature, 400(29), 418-419 (1999)
8.S J Colcombe , Ki I Erickson, et al : Aerobic exercise training increases brain volume in aging humans, J Gerontol A Biol Sci Med Sci, 61(11), 1166-1170 (2006)
9.G Rakesh, S T Szabo, et al : Strategies for dementia prevention: latest evidence and implications, Ther Adv Chronic Dis, 8(8-9), 121-136 (2017)
10.L Ling,,　辻大士，他：高齢者の趣味の種類および数と認知症発症：JAGES 6 年縦断研究，日本公衛生誌，67(11), 800-810（2020）

第４節　第2項

1.2022（令和４）年度国民生活基礎調査の概況　Ⅳ介護の状況．厚生労働省ホーム

employees to make healthier food choices: a randomized controlled trial in 30 worksite cafeterias in The Netherlands. Am J Clinical Nutr 2018; 107(2): 236–246.
17.村上智美、細井菜穂子、太田雅規：健康的な食品の選択をナッジする：食堂における効果と検証と倫理的課題の一考.日本食育学雑誌 2022; 16(3): 121-128.
18.厚生労働省　「令和元年国民健康・栄養調査結果の概要」https://www.mhlw.go.jp/content/10900000/000687163.pdf (2023年10月4日アクセス)
19.Mitani G, Nakamura Y, Miura T, Harada Y, Sato M, Watanabe M. Evaluation of the association between locomotive syndrome and metabolic syndrome. J Orthop Sci. 2018; 23(6): 1056-1062.
20.公益財団法人長寿科学振興財団「健康長寿のための食事と栄養」 https://www.tyojyu.or.jp/net/topics/tokushu/kenkochojyu-hiketsu/kenkochoju-shokuji-eiyo.html （2023年10月4日アクセス）
21.Drewnowski A, Henderson SA, Driscoll A, Rolls BJ. The Dietary Variety Score: assessing diet quality in healthy young and older adults. J Am Diet Assoc. 1997; 97(3): 266-71.
22.Otsuka R, Kato Y, Nishita Y, Tange C, Nakamoto M, Tomida M, Imai T, Ando F, Shimokata H, Suzuki T. Dietary diversity and 14-year decline in higher-level functional capacity among middle-aged and elderly Japanese. Nutrition. 2016; 32(7-8): 784-9.

第３節　第３項

1.内閣府政策統括官（共生社会政策担当）調査実施機関：株式会社オノフ,子供・若者の意識に関する調査 （令和元年度）https://www8.cao.go.jp/youth/kenkyu/ishiki/r01/pdf/cover.pdf, 2023年9月30日
2.松井知子・市川佳居編, 職場ではぐくむレジリエンス, 金剛出版, 東京, (2019)
3.コクヨマーケティング株式会社：コラム「サードプレイスオフィスとは」特徴、導入メリットや注意点などわかりやすく解説
https://www.kokuyo-marketing.co.jp/column/cat69/post-147/, 2023年10月8日
4.Kahneman D, Deaton A High income improves evaluation of life but not emotional well-being, PNAS, 107 (38), 16489-16493(2010)
5.前野隆司,幸福のメカニズム 実践・幸福学入門, 講談社, 東京, (2013)
6.高野 翔：ウェルビーイング自治体政策における居場所と舞台の場の概念の活用可能性の考察：福井県越前市におけるウェルビーイング調査をもとにふくい地域経済研究, (35), 11-26(2022)

第３節　第４項

[1] 働く女性の健康増進に関する調査2016：https://hgpi.org/lecture/475.html
[2] フェムテック等サポートサービス実証事業HP：https://www.femtech-projects.jp/
[3] 女性の健康推進室・ヘルスケアラボ：https://w-health.jp/
[4] 働く女性の健康増進に関する調査2018： https://hgpi.org/research/809.html
[5] 令和2年度雇用均等基本調査：https://www.mhlw.go.jp/toukei/list/71-r02.html
[6] 2019年国民生活基礎調査：
https://www.mhlw.go.jp/toukei/saikin/hw/k-tyosa/k-tyosa19/index.html
[7] 全国がん登録罹患数・率報告2019：
https://ganjoho.jp/public/qa_links/report/ncr/ncr_incidence.html
[8] 国民生活時間調査2020：https://www.nhk.or.jp/bunken/yoron-jikan/
[9] 令和元年度国民栄養・健康調査：https://www.mhlw.go.jp/

diabetes with lifestyle intervention or metformin. N Engl J Med. 2002; 346(6): 393-403.
2.Salas-Salvadó J, Bulló M, Estruch R, Ros E, Covas MI, Ibarrola-Jurado N, Corella D, Arós F, Gómez-Gracia E, Ruiz-Gutiérrez V, Romaguera D, Lapetra J, Lamuela-Raventós RM, Serra-Majem L, Pintó X, Basora J, Muñoz MA, Sorlí JV, Martínez-González MA. Prevention of diabetes with Mediterranean diets: a subgroup analysis of a randomized trial. Ann Intern Med. 2014; 160(1): 1-10.
3.Sauvaget C, Nagano J, Allen N, Kodama K. Vegetable and fruit intake and stroke mortality in the Hiroshima/Nagasaki Life Span Study. Stroke. 2003; 34(10): 2355-60.
4.Kokubo Y, Iso H, Saito I, Yamagishi K, Yatsuya H, Ishihara J, Inoue M, Tsugane S. The impact of green tea and coffee consumption on the reduced risk of stroke incidence in Japanese population: the Japan public health center-based study cohort. Stroke. 2013; 44(5): 1369-74.
5.国立がん研究センター「多目的コホート研究の成果」2017年2月第4版　https://epi.ncc.go.jp/files/01_jphc/archives/JPHCpamphlet201612-4.pdf (2023年10月3日アクセス)
6.農林水産省　「食事バランスガイド」について. https://www.maff.go.jp/j/balance_guide/ (2023年10月3日アクセス)
7.Kurotani K, Akter S, Kashino I, Goto A, Mizoue T, Noda M, Sasazuki S, Sawada N, Tsugane S; Japan Public Health Center based Prospective Study Group. Quality of diet and mortality among Japanese men and women: Japan Public Health Center based prospective study. BMJ. 2016; 352: i1209.
8.Nanri A, Kimura Y, Matsushita Y, Ohta M, Sato M, Mishima N, Sasaki S, Mizoue T. Dietary patterns and depressive symptoms among Japanese men and women. Eur J Clin Nutr. 2010; 64(8): 832-9.
9.永原真奈見、樋口善之、赤津順一、谷直道、山本良子、太田雅規：男性勤労者における特定保健指導の6か月時での3%減量目標の意義と3か月時評価への応用可能性. 産業衛生学雑誌 2021;63(3): 86-94.
10.Hayabuchi H, Morita R, Ohta M, Nanri A, Matsumoto H, Fujitani S, Yoshida S, Ito S, Sakima A, Takase H, Kusaka M, Tsuchihashi T. Validation of preferred salt concentration in soup based on a randomized blinded experiment in multiple regions in Japan-influence of umami (L-glutamate) on saltiness and palatability of low-salt solutions. Hypertens Res. 2020; 43(6): 525-533.
11.Morita R, Ohta M, Umeki Y, Nanri A, Tsuchihashi T, Hayabuchi H. Effect of Monosodium Glutamate on Saltiness and Palatability Ratings of Low-Salt Solutions in Japanese Adults According to Their Early Salt Exposure or Salty Taste Preference. Nutrients. 2021; 13(2): 577.
12.厚生労働省「健康的で持続可能な食環境戦略イニシアチブ」https://sustainable-nutrition.mhlw.go.jp（2023年10月3日アクセス）
13.農林水産省「企業の食育推進事例集」 https://www.maff.go.jp/j/syokuiku/kigyo/attach/pdf/jirei-1.pdf （2023年10月3日アクセス）
14.リチャード・セイラー, キャス・サンスティーン, 遠藤 真美 （翻訳）. はじめに、ヒューマンの世界とエコノの世界「実践 行動経済学」(日経BP) 2009;10-135.
15.Van Gestel LC., Kroese FM., De Ridder DTD. Nudging at the checkout counter–A longitudinal study of the effect of a food repositioning nudge on healthy food choice. Psychology & Health 2018; 33(6): 800-809.
16.Velema E, Vyth EL, Hoekstra T, et al. Nudging and social marketing techniques encourage

嫌いの克服経験や克服意思が成人後のストレス対処能力に及ぼす影響. 栄養学雑誌 2021; 79(4): 185-195.

第３節　第１項

1.厚生労働省労働基準局 安全衛生部安全課.　：令和4年度労働災害発生状況. https://www.mhlw.go.jp/content/11302000/001100029.pdf［令和5年5月23日公開］

2.Morris J. N., Heady J. A., et al.: Coronary heart-disease and physical activity of work. Lancet 265, 1053-1057 (1953).

3.Sawada S. S., Muto T., et al.: Cardiorespiratory fitness and cancer mortality in Japanese men: a prospective study. Med Sci Sports Exerc 35: 1546-1550 (2003).

4.Sato KK, Hayashi T, et al.: Walking to work is an independent predictor of incidence of type 2 diabetes in Japanese men: the Kansai Healthcare Study. Diabetes Care 30: 2296-2298 (2007).

5.Lee I. M., Shiroma E. J., et al.: Effect of physical inactivity on major non-communicable diseases worldwide: an analysis of burden of disease and life expectancy. Lancet 380, 219-229 (2012).

6.Ikeda N., Inoue M., et al.: Adult mortality attributable to preventable risk factors for non-communicable diseases and injuries in Japan: a comparative risk assessment. PLoS Med 9, e1001160 (2012).

7.Kuriyama S., Hozawa A., et al.: Joint impact of health risks on health care charges: 7-year follow-up of National Health Insurance beneficiaries in Japan (the Ohsaki Study). Prev Med 39, 1194-1199 (2004).

8.Duvivier B. M., Schaper N. C., et al.: Breaking sitting with light activities vs structured exercise: a randomised crossover study demonstrating benefits for glycaemic control and insulin sensitivity in type 2 diabetes. Diabetologia 60, 490-498 (2017).

9.綾部誠也・平田明子・他: 職域におけるステップ運動を主体とした生活習慣改善プログラムが中高年男性のメタボリックシンドローム構成因子へ及ぼす効果 −無作為化比較対象試験−. 臨床スポーツ医学 28, 1387-1391 (2011).

10.Himeno E., Nishino K., et al.: A weight reduction and weight maintenance program with long-lasting improvement in left ventricular mass and blood pressure. Am J Hypertens 12, 682-690 (1999).

11.Ohta M., Takigami C., et al.: Effect of lifestyle modification program implemented in the community on workers' job satisfaction. Ind Health 45, 49-55 (2007).

12.Tanaka H., Matsuda T., et al.: Product of heart rate and first heart sound amplitude as an index of myocardial metabolic stress during graded exercise. Circ J 77: 2736-2741 (2013).

13.平田明子・熊原秀晃・他: 一過性運動が食後TG値に及ぼす抑制効果 運動強度と運動持続時間の影響. 日本臨床生理学会雑誌 37, 87-91 (2007).

14.Miyatake N., Nishikawa H., et al.: Daily walking reduces visceral adipose tissue areas and improves insulin resistance in Japanese obese subjects. Diabetes Res Clin Pract 58, 101-107 (2002).

15.Mori Y., Tobina T., et al.: Long-term effects of home-based bench-stepping exercise training on healthcare expenditure for elderly Japanese. J Epidemiol 21, 363-369 (2011).

第３節　第２項

1.Knowler WC, Barrett-Connor E, Fowler SE, Hamman RF, Lachin JM, Walker EA, Nathan DM; Diabetes Prevention Program Research Group. Reduction in the incidence of type 2

Am J Prev Med 24, 22-28 (2003).
6.東京都教育委員会．：令和4年度東京都児童・生徒体力・運動能力，生活・運動習慣等調査結果報告書．https://www.kyoiku.metro.tokyo.lg.jp/press/press_release/2023/files/release20230216_02/shiryou.pdf［令和5年2月16日公開］
7.Cole T. J., Lobstein T.: Exploring an algorithm to harmonize International Obesity Task Force and World Health Organization child overweight and obesity prevalence rates. Prediatr Obes 17, e12905 (2022).
8.文部科学省：令和3年度学校保健統計調査の公表について．https://www.mext.go.jp/content/20210728-mxt_chousa01-000013187_1.pdf［2022年11月30日公開］
9.Strong W. B., Malina R. M., et al.: Evidence based physical activity for school-age youth. J Pediatr 146, 732-737 (2005).
10.McMurray R. G., Bangdiwala S. I., et al.: Adolescents with metabolic syndrome have a history of low aerobic fitness and physical activity levels. Dyn Med 7, 5 (2008).
11.Baker J. L., Olsen L. W., et al.: Childhood body-mass index and the risk of coronary heart disease in adulthood. N Engl J Med 357, 2329-2337 (2007).
12.日下知子：思春期女子の減量行動に関する研究 －BMI，ボディイメージ，自覚症状と減量パターンとの関連－．母性衛生 50, 88-93（2009）．
13.Chen Y., Copeland W. K., et al.: Association between body mass index and cardiovascular disease mortality in east Asians and south Asians. BMJ 347, f5446 (2013).
14.関根道和・山上孝司・他：3歳時の生活習慣と小学4年時の肥満に関する6年間の追跡研究 富山出生コホート研究の結果より．厚生の指標 48, 14-21（2001).

第２節　第２項

1.農林水産省　第4次食育推進基本計画の概要：https://www.maff.go.jp/j/syokuiku/attach/pdf/kannrennhou-2.pdf（2023年9月30日アクセス）
2.農林水産省　令和4年度　食育推進施策（食育白書）：https://www.maff.go.jp/j/syokuiku/wpaper/attach/pdf/r4_wpaper-1.pdf (2023年9月30日アクセス)
3.厚生労働省　令和令和３（2021）年度地域保健・健康増進事業報告：
4.文部科学省　食に関する指導の手引き（第二次改訂版）
5.文部科学省　スーパー食育スクール事業について：https://www.mext.go.jp/a_menu/sports/syokuiku/1353368.htm (2023年9月30日アクセス)
6.太田雅規、梅木陽子、安倍ちか、江副貴子、浜谷小百合、沖田千代：小学校高学年時の朝食時の食環境がストレス対処能力に及ぼす影響. 日本食育学会誌 2019; 13(3): 201-210.
7.浜谷小百合、太田雅規：小学校5年生児童の食習慣、食環境および保護者の食習慣と１年後の児童QOLとの関連：縦断的検討. 健康支援 2022; 24(2): 157-165.
8.今井佐恵子、西川純子、黒川道典、三宅基子、小谷一子：だしの嗜好と子供の頃および現在の食習慣との関係. J Rehabil Health Sci 2010; 8: 9-14.
9.細井菜穂子、村上智美、太田雅規：小･中学校時代の食べる速さが20歳時の体格に及ぼす影響. 日本食育学会誌 2022; 16(1): 15-28
10.　細井菜穂子、村上智美、太田雅規：中学生の頃の暮らし向き、中学生の頃の共食状況や手伝い状況が、成人後の野菜摂取頻度に及ぼす影響：日本食育学会誌 2022; 16(4): 175-182.
11.向井原くるみ、浜名小百合、太田雅規：幼少期の食べ物の好き嫌いの有無、好き

【参考文献】

第Ⅰ章　人生100年時代と健康

第１節〜第４節

1.「（国立社会保障・人口問題研究所『日本の世帯数の将来推計（全国推計）』）」2023（令和5）年推計（2023.8）

2.厚生労働省；厚生労働白書（平成26年）

3.リンダ・グラットン、アンドリュー・スコット（著）、池村千秋(訳)；Life Shift（ライフシフト）100年時代の人生戦略（東洋経済新報社）

4.内閣府広報オンラインより

第Ⅱ章　人生100年時代に備える

第１節〜第３節

1.リンダ・グラットン、アンドリュー・スコット（著）、池村千秋(訳)；Life Shift（ライフシフト）100年時代の人生戦略（東洋経済新報社）

2.Constitution of the world health organization: http://www.who.int/governance/

3.烏帽子田彰：ヘルスプロモーションの歴史. 臨床スポーツ医学：21（11） 1213-1221（2004）

4.World Health Organization: WHO The Ottawa Charter for Health Promotion. (1986)

5.ローレンス W.グリーン、マーシャルW.クロイター（著）、神馬征峰ら（訳）：ヘルスプロモーション、医学書院（1997）

6.池田 正春: 健康にとらわれない健康観のすすめ.生活教育 44（4）：37-40；2000

7.厚生労働省：平成26年版厚生労働白書健康長寿の社会実現に向けて〜健康予防元年〜 https://www.mhlw.go.jp/wp/hakusyo/kousei/14/index.html

8.中央労働災害防止協会：健康づくり・メンタルヘルス・快適職場づくり https://www.jisha.or.jp/health/thp/index.html

第Ⅲ章　ライフステージから見た人生100年時代の健康づくり　ウェルビーイングを保つ秘訣

第１節

1.子どもの健康と環境に関する全国調査「エコチル調査」成果紹介パンフレット　エコチル調査コアセンター発行　2022

2.エコチル調査だより　Vol.8 エコチル調査コアセンター発行　2015

3.エコチル調査だより　Vol.7 エコチル調査コアセンター発行　2014

第２節　第１項

1.中村和彦・武長理栄・他：観察的評価法による幼児の基本的動作様式の発達．発育発達研究 51, 1-18（2011）．

2.吉田伊津美：子どもの成長・発達を支える理学療法 子どもの運動・動作の発達とその特徴．理学療法ジャーナル 56, 1140-1145（2022）

3.宮下充正：子どもの成長・発達とスポーツ．小児医学 19, 879-899（1986）

4.スポーツ庁：令和4年度全国体力・運動能力、運動習慣等調査の結果（概要）について．https://www.mext.go.jp/sports/content/20221223-spt_sseisaku02-000026462_2.pdf［2022年12月23日公開］

5.Tammelin T., Näyhä S., et al.: Adolescent participation in sports and adult physical activity.

南里 宏樹（なんり　ひろき）　第Ⅳ章第1節第2項

西南女学院大学　元教授

1975年九州大学医学部卒業。

1981年九州大学医学部第2生化学助手。

1985年-1987年 Washington 大学 Jewish Hospital 生化学教室留学。

1992年産業医科大学（健康開発科学教室）講師、1997年同助教授。

2002年西南女学院大学（栄養学科）教授
2020年（～現在）同大学嘱託教育職員。

1994年九州大学医学部非常勤講師、2002年産業医科大学非常勤講師。

2009年福岡女子大非常勤講師。

檜垣 靖樹（ひがき　やすき）　第Ⅳ章第1節第1項

福岡大学　スポーツ科学部長　教授

1990年筑波大学大学院体育研究科修了、1990年福岡大学体育学部助手、1992年スウェーデンヨーテボリ大学ウォーレンバーグ研究所研究員、1993年佐賀医科大学地域保健科学講座助手、1998年ハーバード大学医学部ジョスリン糖尿病センターリサーチフェロー、2001年佐賀医科大学地域保健科学講座学内講師、2005年佐賀大学医学部社会医学講座予防医学分野助教授、2008年福岡大学スポーツ科学部准教授、2010年同教授。2023年より現職。日本体力医学会評議員、日本ランニング学会理事、日本腎臓リハビリテーション学会代議員他。いきいき福岡健康づくり推進協議会委員、（公財）石本記念デサントスポーツ科学振興財団学術委員他。

松嶋 康之（まつしま　やすゆき）　第Ⅲ章第4節第2項

産業医科大学若松病院　リハビリテーション科　診療科長

1996年産業医科大学医学部卒業、2005年産業医科大学病院助手（リハビリテーション科）、2011年産業医科大学講師（リハビリテーション医学）、2015年産業医科大学准教授（リハビリテーション医学）、2022年より現職。リハビリテーション科専門医。社会活動：北九州市介護給付等の支給に関する審査会委員。

■執筆者

岡﨑 哲也（おかざき　てつや）　第Ⅲ章第4節第1項

特定医療法人財団　博愛会　博愛会病院　副院長

日本リハビリテーション医学会専門医・指導医
1999年産業医科大学大学院医学研究科障害機構系修了。博士（医学）。
2002年産業医科大学リハビリテーション医学講座講師。
2015年産業医科大学若松病院リハビリテーション科診療教授。
高次脳機能障害の診療経験を積み2018年より現職にて勤務。

柴田 英治（しばた　えいじ）　第Ⅲ章第1節

獨協医科大学　産科婦人科　教授（学内）

産業医科大学医学部卒業。

2003年7月より2年間、米国ピッツバーグ大学産婦人科で子宮内胎児発育不全の研究を行った。2010年10月より3年間、環境省エコチル調査産業医科大学サブユニットセンター特任准教授を務め、共著者の菅礼子先生とともにエコチル調査を行った。2014年4月より産業医科大学講師（医学部産科婦人科）、産業医科大学病院総合周産期母子医療センター室長を務め、2020年4月より産業医科大学准教授（医学部産婦人科）、2023年4月より現職。医学部卒業後、一貫して周産期の臨床や基礎医学（胎児発育や胎盤機能に関する研究など）に従事している。

菅　礼子（すが　れいこ）　第Ⅲ章第1節

環境省「子どもの健康と環境に関する全国調査（エコチル調査）」
産業医科大学サブユニットセンター　特任助教

筑波大学第一学群人文学類卒業。

2010年5月よりエコチル調査産業医科大学サブユニットセンタースタッフとして従事。10月に特任助教に就任して以降、センター立ち上げから参加者リクルート、フォローアップに至るまで、調査実施に携わってきた。エコチル調査、パイロット調査を並行して実施しながら、母親の職業や就労状況と子どもの健康などとの関連について研究を進めている。

瀧上 知恵子（たきがみ　ちえこ）　第Ⅲ章第3節第4項

産業医科大学　健康開発科学研究室　非常勤助教 / ちえ産業医事務所

2002年産業医科大学医学部卒業、九州厚生年金病院研修医、産業医科大学産業生態科学研究所健康開発科学研究室修練医を経て、2007年より大手ICT企業専属産業医、2012年より大手陸運業非常勤産業医、2014年よりちえ産業医事務所開業。

労働衛生コンサルタント、日本作業委衛生学会専門医・指導医、社会医学系専門医。

社会活動：群馬産業保健総合支援センター産業保健相談員（産業医学担当）。

■編著者

池田 正春（いけだ　まさはる）　序章・第Ⅰ章第1～第4節・第Ⅱ章第1～第3節・第Ⅳ章第2節第1～第3項

産業医科大学　元教授

1967年九州大学医学部卒業、1977年福岡大学医学部第2内科講師。1978年モントリオール臨床医学研究所（カナダ）留学、1988年福岡大学医学部（第2内科）助教授。1992年産業医科大学教授（健康開発科学研究室）、1992年福岡大学病院客員教授。1995年福岡歯科大学非常勤講師、2000年福岡女子大学大学院非常勤講師。2006年北九州病院：津屋崎病院・院長、2007年福西会南病院・院長。

社会活動：福岡県医師会健康教育委員会委員、北九州市健康づくりセンター運営委員会委員長。福岡市健康づくり研究会委員等を歴任。

太田 雅規（おおた　まさのり）　第Ⅲ章第2節第2項・第3節第2項

福岡女子大学　副学長兼国際フードスタディセンター長 / 国際文理学部　教授

1995年産業医科大学卒業、2001年産業医科大学産業生態科学研究所健康開発科学助手、2006年同講師、2008-2009年 Medical College of Wisconsin 博士研究員、2012年産業医科大学産業生態科学研究所健康開発科学准教授、2015年福岡女子大学国際文理学部食・健康学科教授、2023年より現職。日本栄養改善学会理事、日本食育学会理事、日本循環器病予防学会評議員他。福岡県食品減塩推進協議会副会長、いきいき福岡健康づくり推進協議会委員他。専門は健康科学。

佐藤 裕司（さとう　ゆうじ）　第Ⅲ章第3節第3項

産業医科大学　産業衛生准教授 / 大手 ICT 企業専属産業医

1995年産業医科大学医学部卒業、国立病院東京災害医療センター勤務を経て、1998年産業医科大学産業生態科学研究所健康開発科学研究室。

2000年より大手 ICT 企業専属産業医。2006年から2年間、マギル大学医学部産業保健学科博士研究員として留学。

日本産業ストレス学会理事、医学博士、労働衛生コンサルタント、日本産業衛生学会専門医指導医、社会医学系専門医指導医、日本内科学会認定医。

道下 竜馬（みちした　りょうま）　第Ⅲ章第2節第1項・第3節第1項

福岡大学　スポーツ科学部　教授

佐賀大学大学院医学系研究科修了（博士［医学］）。福岡大学スポーツ科学部助教、産業医科大学産業生態科学研究所健康開発科学講師、福岡大学スポーツ科学部准教授を経て、2023年より現職。日本臨床生理学会評議員、福岡県スポーツ協会スポーツ医・科学委員、福岡県春日市健康づくり推進委員、大牟田市スポーツ推進委員等を歴任。専門は運動生理学、予防医学等。

人生《じんせい》100年《ねん》時代《じだい》の
ヘルスプロモーションのすすめ

2024年5月30日　初版発行

監　修　池田正春
編　著　池田正春　太田雅規　佐藤裕司　道下竜馬
著　者　檜垣靖樹　南里宏樹　岡﨑哲也　松嶋康之
　　　　瀧上知恵子　菅礼子　柴田英治
発行者　田村志朗
発行所　株式会社 梓書院
〒812-0044 福岡市博多区千代3-2-1
Tel 092-643-7075
Fax 092-643-7095

印刷・製本／亜細亜印刷株式会社

ISBN 978-4-87035-802-7